急诊医师值班日志

宗建平 著

生命是河，病痛在左，幸福在右。
我是河上摆渡人，术为舟，爱作桨，
敬畏生命，何惧风雨。

人民卫生出版社

图书在版编目（CIP）数据

急诊医师值班日志 / 宗建平著 . —北京：人民卫生出版社，2016

ISBN 978-7-117-23743-7

Ⅰ. ①急…　Ⅱ. ①宗…　Ⅲ. ①急诊　Ⅳ. ①R459.7

中国版本图书馆 CIP 数据核字（2016）第 283751 号

| 人卫智网 | www.ipmph.com | 医学教育、学术、考试、健康，购书智慧智能综合服务平台 |
| 人卫官网 | www.pmph.com | 人卫官方资讯发布平台 |

急诊医师值班日志

著　　者：宗建平
出版发行：人民卫生出版社（中继线 010-59780011）
地　　址：北京市朝阳区潘家园南里 19 号
邮　　编：100021
E - mail：pmph @ pmph.com
购书热线：010-59787592　010-59787584　010-65264830
印　　刷：三河市博文印刷有限公司
经　　销：新华书店
开　　本：710×1000　1/16　印张：14
字　　数：259 千字
版　　次：2017 年 1 月第 1 版　2023 年 11 月第 1 版第 5 次印刷
标准书号：ISBN 978-7-117-23743-7/R · 23744
定　　价：35.00 元

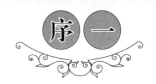

急诊室，是抢救病人生命、看护危重病患的第一线，是与死神争分夺秒、斗智斗勇的地方，在这里，每天上演的一出出人生悲喜剧，素来是文艺创作者的经典素材。《急诊室的故事》有电视剧，有报纸专栏，也有电视台的真人纪录剧。而宗建平主任的《急诊医师值班日志》，在保留了故事性的同时，更突显了其专业性，我觉得它不仅可以作为急诊医生的教科书，对公众也具有健康宣教的价值。我与宗建平认识几十年了，家里人凡是有不舒服都愿意向他咨询，他总是不耐其烦，而且往往能手到病除。去年，他告诉我说开了微信公众号"浙江急诊"，我成为了他第一批读者。说实话，当初是抱着给老同学捧场的心态去点开的微信，不料一读被深深打动，欲罢不能。首先，这些日志最大的特点是非常专业，它从一个个案例的诊断救治中反映了急诊这门综合医学的特点。而且都是急诊中的疑难杂症，日志记录了整个诊断救治解难释惑的过程，可以说凝聚了他从事多年急诊工作而积累的宝贵经验和有益启示。这无疑可以让青年医生少走弯路，抢救回更多鲜活的生命。其次，这些日志内容虽然专业但又有很强的可读性，具有很高的科普价值。他像是一个医学界的福尔摩斯，面对疑难杂症，剥丝抽茧，引得我们这些门外汉也饶有兴趣一探究竟。因此拜读的过程也成了学习的过程，让我们获得了很多医学知识，在潜移默化中提高了我们在日常生活中预防保健以及应急处理的能力。再次，通过这些日志，让我对急诊医生乃至整个医生群体有了新的认识，增添了更多的理解和信任，相信每一位读者都会有像我这样的感受。我想宗建平一定是非常热爱急诊这份事业，也一定是对生命有着一种悲悯和敬意，以至于下班后已然是心力交瘁的他，仍然在深夜里记录着急诊工作的点点滴滴，思考着医患关系的丝丝缕缕。在他的带动下，开始有更多的医生加入到《急诊医生临床日志》的撰写队伍，也终于有了这本书的面世。希望这样的日志能不断延续和更新，也希望有更多的人能做个有心人，记录下工作中的点滴心得和故事，让大家分享和学习，同时也是对自己的一种肯定和成就。

余红艺

2016 年 4 月 22 日

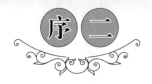

序二

　　我和宗建平主任相识于一次工作会议，和时髦的年轻人一样，"扫一扫"加了微信，之后并无互动。某日，我恰得闲刷了朋友圈，刷到他的《急诊医师值班日志》，饶有兴致地一读，当时觉得这人有意思，好歹也是当地急诊界的"大咖"，在网络上公开晒自己从医的那些糗事、险事、尴尬事甚至痛苦事，并不顾及自己形象。我以为他的故事不会讲太久，有众所周知的原因。

　　不曾想到今天，他还在讲。

　　坚持，本身就是件不容易的事，更不容易的是，坚持真诚地直面事实、尊重缺陷、承认过失。

　　从医先从德。

　　德是中国最早的哲学概念之一，《说文》里将其解释为"得"：外得于人，内得于己也。内得于己，谓身心所自得也；外得于人，谓惠泽使人得之也。一个不断地在错误中总结提高，又将其中教训毫无保留地传授于人者，是真正的有德者。

　　医学本身是一门科学，又不仅仅只是科学。作为医者，我们不可避免地存在个体的短板、经验的短缺，也不可避免地承担着医学的局限性，更不可避免地面对无法复制又无法重来的生命。我们在钻研医术的同时，除了向前看、向先进学，更要懂得向后望、向错误学。

　　某天，当诸如此类的直面伤疤、刨根问底甚至刮骨疗伤的品质蔚然成风时，我想，这何止是医界的幸事啊？

　　是以为序。

于学忠

北京协和医院

2016 年 4 月 22 日

前　言

　　作为一名急诊医师,我要感谢这一袭白衣,几十年间让我遍尝人世间的酸甜苦辣,当然,也收获了常人无法理解的幸福与满足,这幸福与满足的核心就是责任。当我把责任付诸于每日的忙碌、落实于每一个细节,当我完成的责任日益重大、艰苦,它带给我的快乐越深刻、越长久。这种令人动容的幸福,未在生命绝境里行走过的人无法体会。弘一法师终其一生写下"悲欣交集",这何尝不是急诊医生平凡生活的真实写照。接触越多的生离死别,越珍惜当下所有;看到越多的人性本真,越懂得平淡方是情深;越到两鬓斑白,越明白不忘初心才最可贵。

　　今天,我把三十多年身披白衣的一路风霜展现给大家,这一个个自己亲手触摸过的生命故事背后,除了涉及医疗规范制度流程、法律法规、临床思维,还有很多迷茫及经验教训,值得思考、分析、铭记。当然,更想把急诊医生工作中真实的情感展现给普通大众,一方面普及健康知识,另一方面换一点点"将心比心"。

　　我知道自己不完美,所以不敢停止努力。

宗建平

2016.8.15

目　录

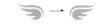

最后一个夜班

今天是我医师生涯最后一个夜班,因为下周的值班表上已经没有我的名字。这不是说我不再是一个医师了,也不是说以后晚上不再需要到医院去了,如遇到有危重疑难病人,有时还得去,只是按照医院的规定,我已经到了不应该值夜班的年龄,在省级医院或其他同类城市像我这样"大龄"医生早已不值夜班了。

我医师生涯最后的一个夜班,又是一个非常特殊的日子:2012 年大年初一。作为一名急诊科医师,30 多年来,农历的大年三十或新年初一基本都是在急诊科度过的,早已习以为常,但当这个最后的夜班真的来临时,本想终于可以熬出头了,应该是高兴的事,但在这个冷清、寂寞的大年初一的夜晚,突然倍感孤独和落寞,似乎要失去什么,我就被这种说不出、道不明的感受吞噬着,任由 30 年的记忆翻滚,我努力地捕捉着那些让我记忆犹新的人和事,直到我被一阵急促的电话铃声打断。

看了下手表,表上显示 5 点 50 分,也就是刚接好班不到 20 分钟,电话里说急诊室来了一个心跳呼吸停止的病人,需要帮助抢救。心里想真倒霉,最后一个夜班也不让人省心。虽然 30 多年来抢救心跳呼吸停止的病人太多太多,但因为是"最后"一个夜班,想法有点特别,自己很想站好最后一班岗,不想让自己从医一生留下什么遗憾,带着这些想法和冲动迅速冲向急诊抢救室,到了现场一看就真傻了,一个 60 岁左右的老人,全身已明显发绀,全身皮肤紫黑色,紫一块黑一块,患者对所有刺激毫无反应,瞳孔已散到边了,对光反射完全消失,口里插着气管导管,仅靠呼吸机在"维持生命",任何一个有执业资质的医师都知道,这个病人已经没有救了,但是在这个特殊的日子里,怎么也不敢把眼前看到的结果马上告诉家属,因为在这时这刻,家人是多么需要医师能给他们带来希望,希望在这万家欢乐的日子里,老人能早点醒来。

患者男,61岁,小辈为了孝顺老人,过年前让他住到高档宾馆去了,大年三十全家在宾馆一起吃的年夜饭,初一下午患者又在宾馆洗了个澡,没想到当刚洗完澡,正准备从浴室里出来时,突然感到胸闷,话还没有说全半句就倒在地上,估计老人洗澡时间比较长,水温又比较高,发生心血管意外的可能性较大,面对一大群家里人不断地询问,看到亲人们一个个期待的目光,我们自己明知已经没有任何抢救回来的希望,真是难于启齿,为了给家人一个安慰,还是非常积极地抢救了近2个小时。最后还是没有办法,只能痛苦面对事实,在这样一个特殊的日子,只能把实情告诉了家属。每每这时会感到做医师是多么无奈,带着不安的心与家属沟通,当听到孙辈在呼唤爷爷的时候,自己胸口也一阵阵在作痛,我们有时是多么无能,我的最后一个夜班是多么的痛苦。

夜班还在继续,事情还远远没完,在接下去的两个小时里,忙于会诊,去了产房、去了外科……先后去了4个科室,总算比较顺利地解决了病人的一些问题,想想能让这些患者好好过一个好年,稍稍有了一点安慰。

刚回到办公室不到10分钟,电话又响了,这铃声在告诉我,今晚一定是一个不平凡的夜晚!看了一下手表,时间刚过了晚上10点,电话那头传来消息:来了一位孕妇,自诉有头痛,是朋友陪来的,没想到陪来的人找不着了,因为孕妇处理的复杂性,不知如何应对,只得请医疗总值班会诊及处理。自己只得又马上返回急诊抢救室,仔细问了病情,患者是一位妊娠8个月多一点的孕妇,湖南人,是来宁波打工的,因为节日,晚上喝了一点酒,酒后感到有点头痛,否认有其他病史;检查患者神志是清醒的,血压心率等生命体征正常,四肢活动正常,因为有头痛还认真查了其他神经系统体征,均无任何发现,按流程请了神经内科医师会诊,结果也同样没有发现神经系统异常,头痛病人最怕脑子里有问题,特别是发生脑卒中,但仔细检查后,既没有发现病人有肢体瘫痪,也没有发现有嘴角歪斜等脑卒中的迹象,如果不是孕妇,对不明原因的头痛,当然是马上会安排做一个头颅CT,但眼前的患者是一位孕妇,经再三考虑只能暂时作对症处理,继续密切观察病情。

初看起来,似乎事情可以告一段落,但留下一个很大的麻烦等待我们去处理。陪同这个孕妇来医院的男士拿了患者的手机及钱包后不见了,我们试图打通病人的手机,电话中听到的提示是该手机已经关机,因为接下去治疗或检查必须经家属或法人同意,这是法规上对我们医师的要求,面对这样一位没有亲属陪伴的孕妇,感到麻烦大了,孕妇本人开始一点不吭声,在反复追问下,最后才轻轻说了一声没有亲人,我们毫无办法,有一种被愚弄的感觉。

因为自己在这30多年工作中,已多次遇到家属把病人送到医院后,就一走了之,过几个月,甚至几年后来医院讨说法(见病人"失踪"案引发的亲情危机背后),因为有了这些经验,我们采取了以下措施:①首先抢救病人,开通绿色通道,孕妇关系到两个生命,我们一直是这样做的;②报告医院总值班;汇报情况,通过总值班报110,目的是为了及时找到家属,当然也为了在法律上留下依据,防止个别别有用心的家属事后来找医院麻烦。

在处理过程中我突发奇想,是不是可以通过现代的通讯手段,能尽快找到家属或亲友呢? 带着试试看的想法,第一次在微博上发了一条求助消息,介绍了病人的情况,包括病人姓名、年龄、湖南人、病情及电话,希望知情者能通知家人早点来医院,可能因为大年初一的关系,很多人在玩微博,这条消息很快传遍了全国,让"全国人民"都知道我们非常着急,同时也是为了让"全国人民"证明我们是找过家人的。

手机上的评论在不断更新,转发,过了1小时左右后,真的找到了患者打工的同事,我的粉丝一下也增加了近200人,获得了意外的收获,半夜里似乎疲劳也消除了许多,也是第一次真真感到现代的通讯方法对急救医学的用处,应该重视。

但这期间还发生了一个小小插曲:一位河北的律师@我,批评我暴露了病人个人隐私,这是不道德的,当看到这条消息,开始心里好像被刺了一下,担心自己是不是有麻烦了甚至违法了。这时突然想起相关的常识,我带着试探的口气,非常友好地反问了一句:当生命权受到威胁时,隐私权是不是要让位于生命权? 经过几番沟通后,他还是同意了我的想法,因为这一小小插曲,后来我们居然成为了好朋友,虽然没见过面,但经常通过网络谈谈一些想法,有时也会向他请教一些法规问题。

患者的同乡找到了,但事情还远远没有完,更大的挑战在等着我处理:要不要给这个孕妇做头颅CT,这个病人能不能完全排除脑出血或脑卒中的可能。因为是孕妇,又没有家人,问题变得异常复杂,问题一:做CT对胎儿是会有一定的影响,能不做当然是最好,但如果遗漏了脑出血或脑卒中,那后果是可以想象的;问题二:孕妇没有直系的亲人陪同,没有法人代表在场,患者的老乡不能也不敢做决定,我们做医师的怎么办呢? 如果决定给她做CT,很可能没有异常发现,虽然说只要做好腹部保护,孕妇是可以做CT的,孕8月做CT不会引起胎儿畸形,但家属会不会理解,会不会投诉我们? 好心不一定办好事。

我们在抢救室只好组织了一次全院急会诊,大家意见不一,谁叫我头发是最白的,最后让我做决定,我想到这件事关系到两个人的生命,如果家人不理解又算得了什么呢? 最后我们还是决定做一个CT,医师是一个高风险职业,有时输赢也只是一念之差,这时已到初二早上2点多了,最后会诊医师和行政总值班在知情谈话书上签了字,孕妇的腹部在两件铅衣(不透X线的)的遮盖保护下,做了急诊头颅CT。谁都没想到,CT显示的结果让我大吃一惊,病人脑子的颞叶有大面积脑出血,因为脑子的颞叶功能是管理抽象思维功能,所以不会出现运动和感觉障碍,极易漏诊。马上请脑外科会诊,先后紧急做了脑部手术和剖宫产手术,母子总算平稳,这时见到东方慢慢升起的太阳,内心感觉多么温暖。

我也完成了医学生涯最后一个夜班,带着幸福、带着遗憾、带着留恋、带着许多回忆回家了。在回家的路中,我下决心一定要记下30多年来急诊室的一些重要事件或经验教训,书名就叫《一个急诊医师的值班日记——急诊医学杂谈》(后经反复斟酌,选用本书现在的书名)。

当时虽然说是最后一个夜班,但后来因工作需要,还是一直在上夜班。

 思 考

一、事件一:老人在节日期间不要过度兴奋,也不要太疲劳,更要注意休息;在冬天老人洗澡温度不要太高,浴室要适当通风,也不要在高温下洗澡时间太长,这是我对读者的一个提醒。

二、事件二:对读者要提醒的是:孕妇不能喝酒,平时有头痛应尽早去做个头颅磁共振(对胎儿没有影响),检查有无先天性脑血管畸形等病因,尽量早期发现,因为后者是完全可以治愈的。

三、对青年医师要提醒的是:

1. 一定要做好知情告知,特别是孕妇。

2. 若遇到可能是无主的孕妇,一定要努力想办法找亲属,一定要汇报上级,或者打110,让公安部门帮你找。

3. 微博上发消息或许也是一个比较好的找到患者亲人的方法。

4. 孕妇怀孕3个月以上是可以做CT的,但一定用铅衣保护好病人的腹部;努力减少对胎儿的影响,必须做好。

5. 神经系统体格检查是正常的病人,没有肢体瘫痪的病人不能完全除外脑出血的可能,本例是典型案例之一。

大多医师当没有发现患者有偏瘫等表现,自然就会认为头痛是喝酒之故,万万没有想到患者是大面积脑出血所致,当时如不做头脑CT,两条人命一定会遇到极大的风险,我们是幸运的,下次再遇到类似情况,你会做出怎样的选择,不值得深思吗?

6. 处理一定要及时。该文中涉及许多相关医疗制度,你能找一下有几个?必须认真执行。

后　记

　　半个月后，孕妇和小孩一切都很好，办了出院手续。没有想到当天下午在宁波妇儿医院门口发现一位弃婴，因为那天发的微博影响力比较大，人们就想到了是不是那个孕妇的孩子，最后经公安部门查实就是那位孕妇的小孩，产妇本人是个吸毒者，生父已被公安收留，所以入院发生的一些事就可以解释了。事后我知道了这个事实，有人在微博上 @ 我说：这种人当时就得让她去死。但我想我作为一位医师只能做自己该做的，尽自己应尽的责任，你不能要求每个病人理解医生，这世上不能理解的东西太多。大地不理解飞雪，才有红妆素裹，分外妖娆，引无数英雄竞折腰，太理解就少了五彩斑斓反而单调。

冷与暖
——蛇年春节一位医师的感受

春节是我国一个古老的节日,家家户户都在包饺子、吃团圆饭、看春晚、放鞭炮,熬上一宿迎来新的一年;但作为一位医务人员,特别是急诊科医护人员,总是在阵阵爆竹声中,在忙碌中,在抢救一个个病人之后,带着疲惫,带着危重病人的希望,回到家中陷入昏沉的深睡。

癸巳蛇年的春节特别寒冷,年前下起了多年来都未曾有过的大雪。大雪给南方的人们带来了欢乐,也带来了新年的希望,天气虽冷,但人们的心里却是暖暖的。但作为医师的我,感到别样寒冷:一位曾经服药试图自杀的可爱小女孩,通过绿色通道入院,经过抢救治愈已经有3个月了,本来早就可以出院了,却遭到父母的拒绝,不肯接她回家,以至于她大年夜独自滞留在冰冷冷的病房。这对父母何以这样狠心? 因为她家租了一块农田种菜,土地要征用,农田里的一个自建的小草房要政府赔大钱,想以小孩的问题来要挟政府。3个月来我们经过多种努力,甚至政府部门都出动协调,但最后小女孩仍旧没人来管。作为一位医师,我感到非常无奈,难道我们要成为兰考县的"爱心妈妈"袁厉害,到孩子出事了,才有人管? 为了弥补对孩子的心理损害,同事们在大年三十一早特地给孩子送来一束花、4本莫言的小说和巧克力等礼物,我们能做到的只有这些。孩子回家的路在哪,孩子回到学校的路有多长? 我们不得而知。

还有一件更让人寒心的事,一位叫周鲲的老人,是教政治的老师,曾被打成右派,后在浙江万里学院工作,除夕夜病危,非常想见见他的亲生女儿。当听到这个消息后,我们感到有责任帮助这位或将离开人世的老人,于是我们帮他发了微博,网上热心博友也帮忙纷纷转载,我们甚至和报社多次打电话联系,希望能满足老人的愿望。他女儿原来在杭州富阳检察院工作,现在在湖州司法部门工作,在得到他女儿的手机和家庭电话号码后,老人的弟弟帮他打了电话,但手机一被接通就关机了,而家庭电话接通后不是没声音就是联系不上。到了大年初一,老人只是轻轻说了一句"算了,想来总会来的,不想来就不要勉强了,谢谢你们"。看着这位老人慈祥的面孔,我们真的为他感到难过,有一位右派的父亲怎么了,这是父亲的错吗,作为儿女,无论长辈再不好,在病危时想见上你一面不应该吗,何况你还是在司法部门工作,你的心会安吗?这个除夕真让人感到心寒。虽然结果不尽如人意,但是有那么多好心的陌生人愿意伸出援手帮助老人,这也算是凛冽寒风中吹来的阵阵春意。

当然这个春节不只是寒冷,还有温暖。初一晚上 10 点半我接到一位同道的短信:一位 85 岁的老人,初一早上出走后,家人找了一天,到晚上 10 点多还没找到。他的家人非常着急,不会发微博,请我帮忙。我当然义不容辞,微博发出后不到 10 分钟,就被转发了上百次,成千上万的人都在通宵关心这位老人,各医院的急诊室、110 在查、宁波晚报、电视台的微博都在转发,都在帮助寻找,一个个素不相识的人们,传递着一份份爱心,这份爱心传遍宁波,传遍了祖国的大地,真让人感动。经过一夜的努力,大家虽然非常辛苦,但还是不肯放弃,隔天清晨越来越多的人都加入了这个微博寻人的队伍。终于,在当天上午八点,老人的家人找到了这位失踪了一天多的老人。在得知这位老人是被一位好心的村民收留后,大家都为之鼓掌。这就是微博的力量,更是民众的力量,这个春节仍旧是温暖的。

一个春节,连续碰到不同的世态人心冷和暖,这也许是只有我们从医者才有的福气和历练吧。

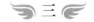

从医 30 年最艰难的抉择

那是我从医 30 年最艰难的一个抉择，终生难忘。

一个分娩后 4 天的产妇，因"胸闷气促 1 天"来我院急诊。入院时一般情况欠佳，血压正常，呼吸稍急促，约 24 次 / 分，体温正常，听诊两肺呼吸音粗，两肺底有少许湿啰音，心率 108 次 / 分；胸片发现双侧肋膈角模糊，两肺有少许淡片影，提示双侧少量胸腔积液，考虑"产后肺水肿、肺部感染可能"收住入院。入院后进行利尿、抗心衰及抗感染治疗，次日气促加重，皮肤氧饱和度监测在 90%~91%（正常应在 95% 以上，低于 90% 为呼吸衰竭），血压偏低，心率在 120 次 / 分左右，急诊测血 D- 二聚体（反映有血液凝固的指标）明显升高（产妇也会升高），怀疑有肺栓塞。急诊做增强 CT（又叫 CTA，即 CT 血管造影），果然印证了我们的怀疑，她被诊断为大面积肺栓塞。

看到 CTA 结果的那一刻，我的心不由得紧了起来。急性大面积肺栓塞极其危险，必须立即进行溶栓治疗，这是全世界公认的唯一的治疗方法。具体用法是：100 万单位尿激酶静脉注射，12 小时或 3 小时内用完。

我们选择了 12 小时的方案。尿激酶一滴一滴地流入产妇的血管。整整 12 个小时。现在回想起来，当时的焦灼、不安是那样的痛苦难捱。患者空洞的眼神，家属焦急的面孔，监护仪上闪烁的警报……无时无刻不占据着我的脑海，像一块块石头，压得人喘不过气。然而这种等待于急诊医生而言，又太过寻常，尤其在危重病人抢救时，除了争分夺秒和死神争夺，谁知道我们身上还背负了多少人为的压力呢。

然而，12 个小时痛苦的等待甚至祈祷并没有换来我们期待的结果，患者的病情不但没有好转，反而进一步恶化：患者不能平卧，心率上升到 160 次 / 分左右，呼吸极其急促，血压下降，皮肤氧饱和度监测已达到呼吸衰竭的标准，情况十分危急，怎么办？按照诊疗指南，成人尿激酶最多只能用 100 万 U。可是除

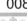

了尿激酶，手头上已经没有其他药物可以选择。用，就意味着我违反诊疗指南，一旦出现意外，极有可能被定性为重大医疗事故，等待我的不只是经济上的赔偿、行政上的处分，我的从医生涯也可能就此结束。不用，我将眼睁睁看着这个年轻的母亲走向死亡，而她才出生5天的孩子成为孤儿。我是恪守伦理和法律，保全自身，还是"拼死一赌"，去争取这未知胜算的战斗？这是我从医30年来从未遇到的难题，但我已经没有更多的时间去思考，去请示甚至去犹豫。

我选择了后者，因为我是一名医生。我有责任，在我的患者面临死亡时，尽我作为一名医生的最大的良心和责任。哪怕这样的选择会让我付出巨大的代价。

我与家属进行了一次彻底的毫无保留的谈话，我既要让毫无医学知识的家属清楚当前情况的严峻性，更要让他们明白我的别无选择以及我挽救患者的急切心情。这次谈话也很艰难，我心里清楚，医生与患者之间的知识从来没有对等过，家属的选择往往也是趋于医生谈话的导向，我的每字每句都影响着他们的选择，而一旦受我的导向做出的选择失败时，我将不可避免地面临一场纠纷、批判……我告诉家属，这场"赌博"只有两个结果，赢或者输，没有0和100以外的任何概率。于他们、于我，都是。

家属选择了配合我们，也许是我的真诚感动了他们。我们超越了诊疗指南开始下一步抢救。此时，指南上的评估标准已经无法适用了，只能依靠临床表现去判断。我们再一次仔细筛选排查病人所有的临床症状，最后焦点集中在了一个奇怪的现象上：病人的病情在持续恶化，但经过女医生细致检查，病人阴道内却没有恶露，甚至连一点血块都没有。这是完全偏离常理的现象，做过妈妈的人都知道，分娩后1周内因为子宫内膜存在创面，阴道内多少会存在出血现象，何况这个患者已用了100万U的尿激酶，出血应该更多。这个发现突然让我异常兴奋：我遇到了一个特例，患者的高凝状态应该超乎想象，这更坚定了我的信心。我仿佛找到了死神的心脏，而那把利剑就握在我的手里。此时，我面临的不再是一场赌博，而是一场决斗。我们果断加用了100万U尿激酶，药一滴一滴地滴入患者的血管，时间仿佛凝固了，气氛紧张得几乎冻结，观察、观察、观察……直到药将用完时，监护仪上病人的血压值一点一点慢慢回升了，呼吸衰竭终于得到了纠正，病人的自觉症状明显好转了，气不喘了，心率也下降到正常了，一切指标告诉我：她得救了！她的家庭得救了！！我得救了！！！

那一刻的兴奋是那样幸福，而这种背水一战后的死里逃生的感受，不是一个医生，真的无法切身体会。那一刻我才感到前所未有的身心疲惫。

接下来发生的事更让我没有想到。这对儿在宁波工作的外地夫妻看上去是那样普通，却从北京请来一位专家。这位教授是我非常敬重的老师，我既为自己面临得到这样千载难逢的学习机会而高兴，同时，我已经放松的神经重新又紧张起来。毕竟，我们的治疗方案违反了诊疗指南。怀着敬重又忐忑的心情，我去面见了那位教授。教授认真查看了患者，在肯定抢救结果的同时，语重心长地提醒我：违反诊疗指南的风险太大，作为一个医生，你为何这样选择，考虑后果了吗？我坦诚地说了我的想法：一是为了病人，二是病人的情况特殊，三是现在肺栓塞的循证医学证据（是一种临床试验，最后得出科学结论，制订治疗规范的重要方法）缺乏在孕妇及产妇中的实践，现行的国际治疗规范及国内对治疗孕产妇的肺栓塞还不够完善。教授并没有完全同意我的治疗方案，但她与我一样，更多的是互相理解，是清楚风险之后的后怕。

这是我从医 30 年最艰难的抉择，留下了许多问题值得思考。

 思　考

　　几天前我在浙江急诊微信公众号上发表了急诊医师值班日志（三）《从医三十年最艰难的抉择》一文引起了大家关注，大家提出了很多非常好的问题，值得我借鉴，也是值得大家思考。有人认为如果自己遇到这种情况，肯定不会违反指南，也就是说不会超量用尿激酶；有的认为我运气好，否则就死定了。这些担心不是没有道理的，孕产妇发生肺栓塞在诊断治疗上存在着哪些问题呢？我们虽然把病人救回来了，这样治疗的理由呢？

　　列举美国最大医学继教网（也是给医师提供不断学习，更新知识的网）Medscape 上提出的孕产期肺栓塞诊断治疗几个关注的问题：①孕产妇出现胸闷气促需要与哪些疾病鉴别；②孕产妇的肺栓塞与普通人有什么区别；③循证医学在孕产妇诊疗中做了哪些工作；④循证医学在孕产妇诊疗中的地位。这正是我一直在思考的问题。

　　关于孕产妇出现胸闷气促，需要与哪些疾病鉴别是专业问题，如果你是一位医师应该知道，在这里就不再赘述了。孕产妇发生肺栓塞时，给临床医师的诊断和治疗带来了极大的挑战，问题很多，如孕产妇怀疑有肺栓塞时能不能做 CT，怎么做，对胎儿有多大的影响；凝血功能状态有什么不同，如果是专业人士可以查看《新英格兰医学杂志》（国际上顶级的科学杂志）上相关文献，对这个问题有详细的讨论，总体来说，孕产妇的凝血功能状态与非孕产妇有非常大的区别，大多处于高凝状态，在治疗上也有非常大的区别。

　　循证医学（为明确一种方法治疗疾病是不是正确所做的试验，

这种试验通常分两组，一组用新的方法治疗，另一组不用新的治疗方法或用其他方法进行治疗，通过比较寻到的证据来判断新的方法是好还是不好）在孕产妇中做了哪些工作？至今天我本人没有看到一项研究孕产妇肺栓塞循证医学的试验，这就带来一个很大的问题，用非孕产妇做的试验证据可以用来指导孕产妇肺栓塞的治疗吗？没有相应的指南，孕产妇发生肺栓塞只能等待吗？《新英格兰医学杂志》相关文章指出，必须结合孕产妇的实际情况，结合现有的指南进行治疗，我们的治疗方法算不算符合《新英格兰医学杂志》上提出的建议呢？以后遇到类似情况，再这样治疗如果失败了，法律上能不能保障我们医务人员不受惩罚？再从大一点的范围来说，其他疾病也有类似情况，医务人员怎么办？国家层面是不是应出台相关法律来保证？否则若只按指南做，不结合病人的实际情况进行治疗，病人的生命怎么来保证？这些不值得我们深思吗？

最后一个问题，孕产妇的肺栓塞是不是需要做循证医学试验来规范以后的治疗？当然有这样的试验是很好的，但哪个孕产妇愿意做这种试验？哪个愿意献身？我用《英国医学杂志》2003年11月第3期的一篇文章来说明这个问题，那篇文章的结论是：降落伞保护人的结论不能下，因为没有做过双盲随机对照。这篇文章想告诉我们什么？难道谁愿意不用保护降落伞从飞机上跳下来做试验？孕产妇发生肺栓塞是不是有类情况啊？所有重危病人都需要做循证试验吗？我们路在何方？

再回到我们实际工作中，我们再遇见这样危重孕产妇怎么办？真的，我也不知道该怎么办，真的很难！能参考相关的医学试验和指南，结合病人的实际情况进行个体化治疗，一方面需要制度上的合法规范化，另一方面也是对医生专业知识的考验，这是一个成熟合格医生的美好愿望吧。毕竟，妙手回春是医疗的最高境界，背后需要同道们十几年甚至几十年的厚积薄发、孜孜不倦。

以上是我个人的一些思索，欢迎大家讨论！

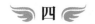

四

急诊室的骗局（一）

医院急诊科,空气都是紧张的。面对各种病人,尤其是危重病人及其家属的期待,医务人员忙碌的身影处处可见:问病情、做体检、抽血化验、止血、人工呼吸……每当病人转危为安,医生护士高兴,病人欣喜;每当抢救失败,家属悲伤之极,医生护士则要压住自己心头的惋惜、遗憾、沮丧、打击,百味杂陈,故作镇静地安慰病人的家属,并做好其他善后工作。在急诊科工作的医务人员必须具备钢铁般的意志,这里不仅是救死扶伤的先锋战场(病危、抢救的硝烟随时弥漫),又是社会的一个典型缩影,什么样的人都会碰到。有些人或许充满着焦虑和怨恨,或者布下骗局,任你枉有一颗救人的心,最后却发现是一场乌龙。

记得那是20世纪90年代初,一位新加坡"侨胞",由市外事办工作人员陪同来急诊室就诊,穿一身西装,举止大方,普通话讲得不错,自称是内蒙古人,改革开放后第一批出国留学,因牵挂祖国发展,此次特地来宁波商谈投资项目。那个年代招商引资是政府的一项重要工作,外事办陪同的工作人员再三要求我们给予特别照顾,我们当然不敢怠慢。

这位"华侨"诉说自己有胆囊炎、胆石症病史,3年前曾做过手术,但术后还是反复发作。2小时前右上腹又出现剧烈疼痛,实在没有办法,只好来医院急诊,体检发现,右上腹动过手术,符合胆囊手术后留下的瘢痕,没等检查做完,患者症状明显加重,疼痛难受,十分痛苦,希望医生能快点用药,过了片刻又轻轻地补充说,他病程反复多年,一般解痉药没用,常需要用哌替啶(吗啡)治疗才有效。医生想想也是,当即叫护士快点先用备用药,同时给予输液等其他治疗。

1小时过后,这位"华侨"来到医生办公室,非常有礼貌地表示感谢,同时与医生商量,自己经常会在晚上发作,现住在宾馆,交通又不方便,不好意思再

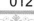

三麻烦外事办工作人员，可不可以配一支带回去。想想人家是来宁波投资的，叙说对症，又符合用药指南，所以额外多给他补配了一支。这事就这样过去了，开始根本没有在意。

但过了几天这位"华侨"又来急诊，还是由外事办工作人员陪同，病情与前一次类同，这次由我对面的一位医师接诊，治疗过程也差不多。同样，他准备离开急诊时，又非常有礼貌地道了谢，还说，这次来宁波很顺利，定下来了准备在宁波办公司，非常高兴，公司办起来后，想聘用一位公司专职保健医师，工资在5000元左右。大家想想在那时候，谁不想到合资公司去啊，我记得那时我的月工资只有90余元，待遇相差太大了，谁做梦都想去，坐在我对面的那位给他治疗的李医师，马上接上去说，有可能的话他想去他们公司工作，这位"华侨"满口答应，说公司一开张就来请他。

这时我脑子一闪，在想，外资公司录用员工难道这么简单，不要挑选吗？当时也没有过深追问。过了几天与其他医师一起上班时谈及此事，其中一位医师说碰到类似情况，也说聘请他。这时我们感到问题很蹊跷，汇报了医院，同时告知了外事办。经调查，才发现这个所谓的"华侨"，其实是个高级骗子，不但骗了外事办，而且还是一位瘾君子，已经轮流在几个医院用同样的手段先后骗了8位医师。如果你第一次遇到，你会识破吗？急诊科医师，三天两头可以遇见各种骗子，以各种手段来急诊科行骗，但与这位所谓的"华侨"相比，都是小儿科了。

笔者在急诊科遇见的骗局远不止这些：有装病骗病假条给单位的；有装病骗家人的；有隐瞒性生活史、宫外孕差点误诊的；还有用医保卡骗药到市场上销售挣钱的。林林总总，只要留意，经常会遇见。

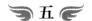

五
急诊室的骗局（二）

急诊室的骗局（一）让人有点气，下面的这个病例更让人啼笑皆非。

那是一个初冬的夜晚，急诊室送来了一位意识不清的年轻病人。病情就是命令，我一边组织抢救，马上给他吸氧、开通输液通路，一边迅速了解病因；原来，这位患者昨晚和家人争吵后负气离家，一直未归，家人及邻居找了他一天，不久有人发现月湖（医院边上一个美丽的湖）上有一个浮着的人影，立即告知了家人，家人急忙赶过去，花了好大的精力才把那人捞上来，结果一看就是他们要找的人。

我快速给患者做全身体检：患者呼之不应，全身湿冷，关节僵直，肢体强直，但血压、心率以及身体的各种反射却正常。这一下把我搞懵了，我自以为是一个还算合格的急诊科医师，一个溺水后浮出水面的人，全身已经僵硬了，按理说应该死亡了，怎么可能还有心跳、血压？从医学上根本无法解释，从我所学的知识中根本找不到答案，我百思不得其解，忽然心里有了一种恐惧感，面对这么一个危重病人，接下去怎么处理，我陷入茫然。而此时，他的亲友们焦急地把我团团围住，急切地哀求我"救命"，家属中也有人开始哭泣。

带着疑问，我一边不停安慰家属，一边再次向家属确认患者被发现的过程。没错！他确实是浮在湖面上被打捞上来的。我又问了患者其他情况，依然没有头绪。这时，站在一旁患者的母亲突然随口说了一句：儿子小时候可是拿过全国游泳冠军的啊！怎么会淹死呢？说者无意，听者有心！根据患者目前的生理征象，是不是可以大胆推测，这个患者利用自己浮水的本领，制造了溺水死亡的假象？

我快步回到患者身边，再次测量心率血压，还是正常，这进一步支持了我的推测。这时我灵机一动，取下患者的手表和金戒指，请医生护士以及所有家属离开抢救室，抢救室里只留下他一个人躺着。家属们并不理解，情绪激动地质问我。我十分镇定地告诉他们，相信我，这是我"治疗"他最好的办法。

其实急诊室的一场好戏才刚刚开演。等大家走出抢救室后，我仔细向病人家人解释我为什么这样做，希望家人一定要配合好，否则效果会不好，家人半信半疑，接受了我的建议。但我们还是要重视观察病人的情况，但不能进抢救室，只有通过窗帘观察，不要让病人知道我们在关注他，这样病人感到没有人了，不关心他了，他一定会"醒来"；接着家人通过抢救室的外面窗帘一丝缝隙，密切注视着患者病情的变化。不出所料，十几分钟后，这个全身僵硬的人开始动了！他慢慢睁开眼睛，迅速观察房间里的一切，见房间里除了他自己外空无一人，大概满腹狐疑，但仍按兵不动，继续闭上眼睛，一动不动。又有几分钟过去了，房间里依然没有任何动静，他又睁开眼睛，再看，还是没人，这时他按捺不住了，麻溜儿地掀开被子，一骨碌跳下抢救床，举着输液袋大步流星走出抢救室，径直走到我身边，要回他的手表和金戒指。一旁目睹整个过程的家属个个哭笑不得，一切真相大白。

急诊室有时是不是很好玩？

六

急诊室的骗局（三）

　　小小急诊室，骗局之多大概也算世界之最了。甚至连自杀的病人还有很多骗局，你信吗？

　　自杀来院的病人其骗局大致可以分两类：一类是真正想死的病人，这类患者一心求死，通常不会告诉医生吃了什么、做了什么，而是用隐瞒、欺骗或者沉默的方式干扰、甚至误导医生的诊断，拖延抢救时间。面对这样的病人，急诊科医生得使出浑身解数寻找蛛丝马迹，争取用最短的时间与家属一起查明真相，争取抢救时机，挽救宝贵的生命。另一类自杀者往往因为情感纠葛，利用自杀这种方式吓唬对方。这类患者会夸大其服毒（药）的品种或数量。如果医生相信了，因此应用过多的解毒药，后果同样也不堪设想。

　　对于后一类病人，我有一个"绝招"。比如患者被送到急诊科，全身农药味，实际上往往只是喝了一大口农药，又吐出来，衣服上沾满农药，旁人闻起来农药味特浓，给他人一种喝了特别多农药的假象，仔细检查病人的中毒表现，又与剂量不符。遇到这种情况，最好的办法就是支开家属，叫她或他家人去挂号，在抢救室里与患者单独谈话，开始希望让病人能讲实话，同时承诺，如果愿意对医生讲实话，我一定为他（她）保密，并配合他（她）做好家属工作。如果劝说没用，就用第二招，告诉病人真的喝了很多农药，必须要进行洗胃、血透等，这些抢救措施会非常痛苦，并且会花费大量的金钱，还可以告诉他胃管插进去有时会破相，不是鼻子歪了，就是嘴里牙齿掉了，这种方式最后常常能得手。这类患者最后都会对我推心置腹讲实话，我也按照双方约定，替他圆了这场"戏"，同时想方设法调解患者与家属的矛盾。

　　急诊科里的"骗局"花样百出，这些千奇百怪的"骗局"，让一心救死扶伤、满怀职业热情的急诊科医生饱尝了世态炎凉，同时也让我们饱览了人性的千姿百态，给予了我们常人无法体会的人生经历。

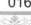

七
暗藏玄机的肩部疼痛

　　大家一看题目,就可能会想,不就关节炎、肩周炎之类,这难道也有玄机? 大家不要小看,肩部疼痛有时暗藏"杀机",一不小心,有可能会致命!

　　那是一个初夏的下午。夏天是一个热情洋溢的季节,天空辽阔,阳光强烈,草木繁盛,知了在树上奏鸣着进行曲。但炎炎夏日不仅不会给急诊带来清流,反而会给急诊科带来闷热、急躁、喧嚣和繁杂。就在这样的一个初夏,一位约40岁的女性,在一群朋友的前呼后拥下,冲进本就炎热的急诊室,大叫两肩膀疼痛,神情非常紧张,请医师快来救助。值班医师不敢怠慢,迅速前去,立即询问病史,快速测量了血压、心率等,没有发现异常。按常规检查了病人的双肩,局部无红肿和压痛,上下左右活动正常,也没有发现任何异常。病人诉说的肩部疼痛程度与检查结果完全不符。接诊医生感到非常奇怪,心里一边暗忖会不会是骗局或有心理问题,一边仍旧嘱咐她平躺到检查床上,以便进行进一步全面的排查。患者躺下后不久,又大喊大叫,这歇斯底里的叫喊声弥散到急诊室每一个角落,让在场所有人感到恐慌。没有办法,只能让她坐起,坐起一会儿后说好一点了。因为肩痛有时可能是急性心肌梗死的一种表现,但多在左肩部,还没有见过急性心肌梗死表现为双肩部疼痛的,但为了慎重起见还是做了心电图检查,结果仍是正常。面对检查结果和病人所诉说的极不相称,接诊医师不得不考虑心理问题的可能性,进一步仔细耐心地询问了最近有没有遇到不高兴的事,工作上是不是有不顺心的地方或压力很大,有没有受刺激之类,都被坚决否认。肩部没有一点异常改变,而病人自我感觉又如此强烈,医师感到非常纳闷。

　　难道真的是癔症或歇斯底里? 为了防止误判,就叫笔者来看一下。接诊医师向我详细汇报病史后,在我耳边又轻轻补了一句,这病人会不会是癔症? 虽然急诊室几乎每天有癔症的病人,一般总可以找到病前相关精神因素。如果没有相关因素，诊断一定要非常慎重，否则容易造成误诊。我重新详细询问病史，进行了认真全面的体格检查，没有新的发现，从临床表现和体格检查结果分析似乎非常支持癔症，重新再三询问了所有陪同人，既问不出精神刺激史，家庭非常幸福，也没有任何突发事件等，我同样感到非常迷茫。面对女性病人我下意识地问了月经史，患者说月经正常，半月前刚来过，我又追问了一句，月经的量呢？她想了想，量与往常差不多，好像稍微少一点。难道月经少了一点能解释目前这一切吗？即使有妇科疾病难道与肩部疼痛有关吗？真是越想越糊涂，怎么办？既然发现月经可能有点异常，还是叫妇产科会诊吧。

为了解开这个谜，我一直没有选择离开，耐心等待妇产科会诊结果。来会诊的是一位很有经验的副主任医师，会诊后感到妇科好像没有问题，焦点一下就集中在要不要做后穹隆穿刺（用针通过阴道穿刺到子宫后空隙，查明有无血液，是诊断产科引起腹腔内出血有效的方法），如果没有异常，做穿刺会给病人增加不必要的痛苦，反之万一有问题，不做会耽误病情。经过反复讨论，在我的坚持下，经过病人同意，做了后穹隆穿刺。穿刺结果：抽到3ml血液，血太少了点，还是不能说明问题。是穿刺损伤？还是真的有腹腔内出血？诊断结论到底是什么？肩痛、癔症、月经异常还是腹腔内出血？脑海一片紊乱。考虑到有腹腔内出血可能，为了防止意外，为了病人的安全，还是把病人收住入院了。

忙碌而充满挑战的一天就这样结束了。下班后一直苦苦思索，没有找到更好的答案，做梦还在想着肩痛、癔症、月经异常还是腹腔内出血。这是每个医师所必须忍受的煎熬吧？

第二天一大早，顾不得洗漱，一起床就打电话到医院妇产科护士站，询问了病人的情况。值班护士说病人昨晚一直很好，生命体征平稳。想想病人应该不会有大问题了，匆匆吃完早饭就安心去上班了。但到上午9点许，病人的病情出现了急剧恶化，感到头晕胸闷气促，脸色苍白，血压下降，腹腔有移动性浊音，腹腔穿刺有大量出血，紧急手术，原来是宫外孕惹的祸。

到这时才顿悟，想起以前在外文书上看到过，宫外孕破裂出血可引起两肩部疼痛，特征是平卧后加重。庆幸自己前一天因为腹腔内可能出血把她收住入院，庆幸自己的良好习惯——女性的病人必须询问月经史。一种说不出的愉快感稍稍修复了近一天的煎熬痛苦。这是一种只有当医师才能体会到的特殊的美，从医之美就不在身边吗？！

这个暗藏玄机的肩部疼痛的案例给我们带来了什么？再遇到肩部疼痛时，你还会想到宫外孕的可能性吗？你会去问病人的月经吗？你会请妇产科会诊吗？小小的肩痛，有时也是很可怕的。

思 考

　　宫外孕患者以两肩部疼痛这一症状来医院就诊的确罕见，诊断过程也曾经差一点误入歧途。

　　我们还碰到类似病例3例，但都是男性。临床特征都是双肩疼痛，平卧时加重。开始时询问病史没有什么特别，结果通过做B超确诊为腹腔内出血，脾破裂所致。诊断明确后，在反复追问下，才想起发病前1周左右有左上腹轻度外伤史，诊断得到了验证。

　　大家有可能会问为什么？学过解剖的都知道，膈肌的外周部位是由胸十一、十二神经支配，所以为什么有时胸部疾病会表现为腹痛，腹部疾病同样有时候恰恰表现为胸痛，这两种情况都是因为膈肌外周部位受到刺激。膈的中心部位由膈神经支配，膈神经来源于颈三、四神经，颈三、四神经放射部位正好是肩部。所以就不难理解，当腹腔出血，平卧时血液刺激到膈肌的中心部位就表现为肩部疼痛。有时膈肌相应部位有炎症时，同样也会出现肩痛。当然后者与体位无关。这是我事后在病理上的理解和考虑，请同仁们指正。

　　问题是当肩部有疼痛时医生会不会想到腹部疾病或腹部有少量出血？腹部疼痛时会不会联想到胸部疾病？胸痛会不会想到腹部病变？这些都不是常规病理现象。医生不是神，在变幻万千的病症面前，尤其是在临床急诊的时候，有时真的恨不得自己有火眼金睛。

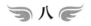

八
致命的腹泻（一）

腹泻对老百姓来说就跟感冒一样，再普通不过了。谁一年到头没个一两次拉肚子？所以，腹泻几乎人人都会自行诊断，无非是大便次数变多，便稀，有时伴有点腹痛。

腹泻在我们这个东海之滨的海边城市更为常见，特别是在夏季，外地游客来宁波，怎能抵挡住鲜美无比的东海海鲜的诱惑呢？再说阿拉宁波人特别好客，餐桌上不要说全是海鲜，至少也得上八盘十盘海鲜吧，客人尽兴之余，因为胃肠道不适应，往往到晚上10点左右，医院急诊科总会遇到一波外地游客因腹泻而就诊的高峰，开点药，或输点液体就可以搞定。但在我们认为司空见惯的腹泻中，有时会潜伏着巨大危险，一不小心麻烦就会悄悄找上急诊科医师。

那也是在初夏的一个下午，一位36岁女士，看上去气质不错，因为腹泻5~6次，在单位同事陪同下，快下班时来医院急诊科就诊，没有明显发热等其他不适，大便为稀便，没有黏液脓血等，以往有系统性红斑狼疮史，现在病情稳定，没有其他疾病史，自用小檗碱（黄连素）后症状不见好转，感到特别累，想来输点液。

该患者是一家大银行的中高层干部，要求住院，恰好消化科床位不紧张，就顺水推舟，给她安排了床位。

谁也没有想到，死神突然降临。第二天早晨6点多，病房里开始忙碌起来。突然病房里传来一阵急切的呼叫，医生护士飞奔过去，发现昨天傍晚刚刚入院的这位腹泻患者躺在床上，心跳呼吸停止，隔壁床的患者们惊呆了。医生护士马不停蹄实施抢救：心外按压、人工呼吸、气管插管……然而，无论怎么努力，三个多小时的抢救也依然没能挽回患者年轻的生命。

这下可不得了，病房一大早就聚集了大量的家属，情绪非常激动，哭声、骂声不断，还有的说，你们医院水平这么差，什么三甲医院，连小小的腹泻都不会看……还有更难听的话,但换位想一想,病人家属的冤气也不是没有合理的地方,一个只有30多岁的女士,只有5~6次腹泻,就这样不明不白地暴死了,能不气吗?但作为医务人员,自己也不敢相信,也感到非常痛苦、迷茫和恐惧,我想,这时医务人员心中巨大压力是常人难以想象的,每一个医务人员,一辈子从医生涯得经过这样无数次的考验!如果没有这种承受能力,没有坚定的信念,劝你不要从事临床医疗,否则成不了一个合格的医务人员。

大家知道,一个银行的中高层干部,年收入应该不菲,况且这么年轻,对一个家庭可以说是一个灭顶之灾,面对这个结局,不能总是可惜啊痛苦啊,问题总得要解决的,但问题究竟出在哪里?病人家属想知道,医务人员更想知道。医院领导非常重视,中午就组织了全院的专家进行专题讨论。说实在的,由于患者入院不到12小时,资料尚不完善。一个多小时过去了,无论专家们怎么努力寻找线索,却始终没有可以让人信服的结果。大家感到非常无助,就在讨论准备结束起身时,主管医师不经意说了一句:他们俩夫妻关系好像不太好。说者无意,听者有心。我下意识大喊一句:有了!在座的专家们狐疑地望着我。"我怀疑他杀,我们一定要坚持尸体解剖"我坚定地说。经过与家属的反复沟通,最终同意了尸体解剖。1周后,结果出来了,结论:大量中药雷公藤致死(注:雷公藤的有毒成分对胃肠道有强烈刺激作用,可引起胃肠黏膜充血、水肿、坏死,中毒者可出现腹痛、腹泻等症状)。

如果不是主管医生那句不经意的嘀咕,如果没有做尸体解剖,不仅患者的冤屈得不到洗刷,医院也要面临经济上的巨额赔偿,还有永远无法弥补的声誉损害。

一个小小的腹泻,潜藏着巨大的危险,让我们深知:行医,如履薄冰。

 思 考

公众号中《致命的腹泻(一)》反响比较大,大家也提出不少问题,本案初看起来是一例普通的腹泻病例,怎么也不会想到是一件刑事案件,它给我们带来哪些经验、教训和思考?

1. 死因

该例病例死因非常明确,法医尸体解剖的结果为雷公藤中毒致死,至于为什么会中毒,事后查实是投毒造成的,这些让警察去调查,不想在这里多讨论,我想大家应该可以理解。

2. 雷公藤中毒早期怎么识别?

雷公藤,又叫黄藤、黄腊藤、菜虫药、红药、水莽草,雷公藤属植物

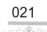

雷公藤的根,藤本灌木,主产于福建、浙江、安徽、河南等地。生于背阴多湿的山坡、山谷、溪边灌木丛中。它喜欢较为阴凉的山坡,以偏酸性、土层深厚的沙质土或黄壤土最宜生长。味苦、辛,性凉,大毒。归肝、肾经。功效祛风除湿、通络止痛、消肿止痛、解毒杀虫。用于湿热结节、癌瘤积毒,临床上用其治疗麻风反应、类风湿关节炎等,有抗肿瘤、抗炎等作用。但其有大毒,应须谨慎。

雷公藤是治疗系统性红斑狼疮主要药物之一,该植物经过加工后,一般不会引起严重毒副作用,但它的中毒量与治疗量还是比较接近的,我们在临床上感到,如果系统性红斑狼疮患者出现不明原因的腹泻(但腹泻次数不会很多),要当心中毒或过量,我们已遇到多例因为系统性红斑狼疮住院病人,出现腹泻后不久突然死亡的情况,所以对系统性红斑狼疮病人,一旦出现腹泻一定要非常警惕!再提醒大家一下,对有系统性红斑狼疮病人,如果出现不明原因腹泻,要怀疑有雷公藤中毒的可能,并随时有发生猝死的可能,一定要高度重视。有了这点认识就不难理解,为什么当主管医生那句不经意的嘀咕,让我会立即想到谋杀的可能。

3. 经验和教训

如果不了解这个病人的夫妻关系,我们还会想到中毒吗?难,真的很难,虽然我多次在各种场合反复强调:对临床很难解释的病情或临床表现一定不能除外中毒,但在此病例中我自己开始也没有想到。

4. 对不明原因的死亡要不要立法做尸体解剖?

这是一个争论多年的问题,如果这例病例没有做尸体解剖,大家可以想象后果会怎么样,医院的赔偿、医生扣奖金、主管医师职称受到影响,真的会非常惨。在临床工作中,还有多少病例因为死因不明,让医师或医院背上黑锅?从此医师身败名裂,或一个非常优秀的医师从此就结束医学生涯?笔者强烈要求立法,对不明原因的死亡病例,必须做尸体解剖。

5. 雷公藤是一种毒性中药,长期或过量服用毒性中药是会发生中毒的,千万不要轻信中药无毒的假设。

九

致命的腹泻（二）

上一篇《致命的腹泻（一）》表面看是腹泻致死的临床事件，其实是一件引人深思的刑事案件，如果不是主管医生不经意的那句嘀咕，如果没有尸体解剖还原真相，我们能破这个"案"吗？如果说这个病例是个例的话，下面那个病例则具有一定的中国"特色"。

1993 年，那个夏天特别炎热。一到晚上，医院急诊科内外黑压压一片，每位医生的诊桌前都里三层外三层地围满了急盼早点就诊的患者，痛苦的叫喊声和抱怨声充满了诊室。再看值班医生，马不停蹄地询问病史、体检、开处方，随时应对各种突发事件，个个满头大汗，根本没有喘气时间。医生面前是摞成小山似的病历卡、检查单，背部围满就诊患者和家属。

就在这样的环境下，急诊科来了这样一位 30 多岁女性患者，自诉东西吃坏了，腹痛，下午起共腹泻 5 次，没有发热等症状，月经正常。这是典型的肠炎啊！接诊医生迅速给予输液、解痉药物（消炎止痛）治疗后，让病人去输液。一个多小时后，患者家属突然冲进诊室，对着还在人群中顾不得抬头的医生呼叫：病人越来越难受了，脸色特别难看。医生立刻赶过去，再仔仔细细询问病史、进行体格检查，发现血压急剧下降，这才意识到问题的严重性：病人的腹泻次数与病情极不相符，高度怀疑有腹腔内出血或宫外孕可能。紧急请产科会诊、紧急送手术室，最后确诊为宫外孕。令人无比心痛的是，由于当晚中心血站缺少 AB 型血，这位孕妇终因出血太多，没有抢救过来。又一出人间悲剧。

看到这里你一定会说，这个病例可以说接诊医生太不仔细，缺乏经验。但有时早期诊断是非常困难的，谁对一个腹泻的病人马上会想到是宫外孕呢。当然，我们不回避医生早期没有诊断出宫外孕，但是如果我跟你讲述当时的医疗环境，也许你的责怪会变成深深的无奈，以及长久的深思。

该病例发生在 90 年代初，医疗资源更匮乏。不仅医院少，医生也少。那时候的夏天，一般市级医院的夜间急诊几乎可以用"火爆"一词来形容，每个急诊的医生前半夜几乎要接诊近百名患者，其中绝大部分是高热和腹痛腹泻。医院里里外外都是输液患者。输液室坐不下就坐走廊，走廊坐不下只得到急诊室外空地上。没地方挂输液瓶，家属提着，树上挂着。常常见到门外的树上挂满了输液瓶，很是壮观。

　　面对如潮的患者，医生不得不加快诊治速度，根本没有时间详细询问病史和进行正规的体格检查，比如一个腹痛腹泻的病人坐在医生面前，医生用手去按一下腹部有无明显压痛检查就算完成，接诊每位患者的时间只有 2~3 分钟（这是那个年代特有的医疗速度，也只有中国医生能做得到）。为了应对超负荷的医疗工作压力，卫生行政部门也想了很多办法。还清楚记得，为了减少医生开处方的时间，医院根据不同症状，预先制订了医嘱套餐，提前在处方上印好了相应编号：1 号方，2 号方，3 号方……医生快速询问病情后，只需在处方相应编号前打对勾即可。药房也提前应对，根据处方编号对相应药品进行打包，药剂师按编号发放。在当时的医疗环境下，这种流水线操作的办法确实大大提高了医疗服务的速度，满足了病人早点看病的需求，但同时也存在着诸多的安全隐患，潜伏着医疗事故的危险。但也是这种追求速度的思想，导致了医生对医疗安全的忽视甚至麻痹。上面这个病例的发生，可以说也是在当时的大环境下导致的必然事件。

　　这个病例除了具有一定的时代特征外，还是值得当前医疗环境下的医生们深思的。在当今，医疗安全、服务效率、患者满意这三者如何才能同时兼顾？

 思　考

　　1. 凡有一定经验的医生都知道，宫外孕患者早期会有腹痛腹泻的表现，但如果女性患者以腹痛腹泻到急诊科或内科就诊时，怎么去早期识别有无宫外孕，首先要认真询问月经史，第二要注意腹泻的次数，我曾经总结了我院的两年确诊为宫外孕的病例，这些病例大多有腹泻，宫外孕的患者腹泻是宫外孕出血刺激子宫直肠窝所致，不是真正的肠炎，所以腹泻次数不会很多，一般 1 天不会超过 6 次，所以生育期妇女如果出现腹泻，特别是当次腹泻数与病人一般情况不符，或有血压有下降者，一定不要忘记有宫外孕的可能，也就是说腹泻次数越少越要当心。

　　2. 急诊室的工作那么繁忙，尤其在中国的急诊科特别是夜间急诊还有大量非急诊的病人，在这样的工作强度下，不能专心抢救重危病人,这是谁的责任呢。在美国,如果一位护士出了差错,首先是要分析为什么,是护士的工作强度太大还是工作安排不合理,先从管理上找问题,我们是否可以效仿呢。医生确实应该规范治疗,但目前有些方面似乎缺少一个规范的环境。

3. 如果中心血站足够的 AB 型血,悲剧就很可能不会发生了,这又是谁的责任呢。

4. 本例患者月经"正常",为什么会出现宫外孕?月经是有红红的血从阴道流出,那阴道里出现红红的血就一定是月经?病人是不知道的,而医务人员考虑到了吗?

这些问题不该反思吗?

十

致命的腹泻（三）

写完前面两篇《致命的腹泻》后，我和大家的心情是一样的，既有对两个逝去生命的惋惜，又有对医学局限性的无奈。是的，看似几颗止泻药就可以解决的小问题，竟然隐藏着那么大的风险。读者您可能会认为我小题大做，拿小概率事件吓唬大家。实际上，在有经验的医生眼里，越是腹泻这样寻常不过的问题，越潜藏着复杂的原因，越有许多想不到的结局。20多年前，我有幸聆听了唐振铎教授（上海瑞金医院终身教授）的会诊，那是位呼吸衰竭的危重患者，唐教授在仔细了解病情时，特意观察了患者的大便，发现患者的大便是墨绿色的，他严肃地告诉我：不要看小小的几次腹泻，大便的颜色告诉我们这位患者抢救几乎没有希望了。他说这是他多年观察的结果，虽然未经文献佐证，但几十年的危重患者抢救经历证实了他这个细微的观察结果。表象里的玄机，既是医学的风险，也是让医学获得职业成就的途径吧。当然，揭开表象，往往需要医生付出很多曲折，个中滋味，医者自知。

今天要跟大家分享的这个病例，表象也是寻常不过的腹泻。也是在一个炎热的夏季，临近傍晚，急诊室来了一位小伙子，自述腹痛，腹泻5~6次，大便稀薄，数量不多，无黏液脓血便。有高热，伴有轻度头痛。自觉特别不舒服，站不住。体检：体温很高，血压偏低，皮肤湿冷，面色苍白。这是典型的中毒体貌。接诊的是一位很有经验的急诊科医生，他迅速判断：这不会是普通的腹泻。然而，不论他怎么反复仔细地询问，也找不到一个明确的原因，得不到一个满意的解释。按照常规，这位医生先给患者做了血常规和大便常规，对症进行输液治疗。尽管当天急诊科非常忙，但疑问一直盘旋在这位医生的脑海中。等到我接班时，他把该患者的情况向我详细交班后，还是不放心，跟着我一同去床边观察。患者的脸色看起来仍然非常差。我们再一次仔细做了体格检查，意外发现了患者的躯干部出现了少许皮肤瘀点。

这一小小的发现引起了我们的高度重视。为什么皮肤会出现小小的出血点？难道是中毒性菌痢？但是，血常规报告患者白细胞很高，可大便常规又没有发现任何异常，这并不符合重症菌痢表现。不是中毒性菌痢，那么，皮肤上的出血点怎么解释？我们决定揪住这个线索，立刻在患者的瘀点或出血点处采了少许血，做了涂片，急送化验室。那天检验科值班的也是一位非常有经验的检验师，看到涂片上外形像肾脏成对的细菌后她感到非常奇怪。为了进一步明确涂片结果，她亲自来到患者床边，重新采集了皮肤瘀点的血做了细菌涂片的标本，回检验科进行染色，在显微镜下反反复复看了许久，最终确定涂片上呈现肾形形态且大多成双成对出现的细菌，是流行性脑脊膜炎细菌（简称流脑）。但令她疑惑的是，流脑一般发生于冬春季，未听说夏季有流脑病例。当她犹豫地把结果报给我时，我似乎预感破案有了希望，立即回到病床旁，再次询问病情。然而，患者坚持表示没有明显的头痛，也没有呕吐，检查了患者颈部没有抵抗，确实没有脑膜炎的典型表现（脑膜炎的典型表现为发热、头痛、呕吐和颈部抵抗）。

眼下，要确诊是否为脑膜炎，最可靠的办法就是做脑脊液检查。说到脑脊液检查，就是要通过脊柱椎体间隙穿刺进入椎管，留取脑脊液进行检验。老百姓对这项检查有很多误解，以为脑脊液就是脊髓，会大大损害健康和智力，所以，这是一项一般老百姓都谈之色变的检查。即使有典型的脑膜炎表现，也很少有人能够接受这项检查。况且，我要说服的这个患者，他只是腹泻，并没有典型的脑膜炎表现。也许是我的真诚感动了患者和家属（这是我在30多年急诊科工作中，每每面临令人纠结的诊疗过程，每每遇到很多不理解甚至激进的医患矛盾时，最后能取得突破的最好的"武器"），在反复沟通一个多小时后，患者和家属最后同意做腰脑脊液检查。

患者侧卧，局部消毒、麻醉后，小心进针、拔出针芯，浑浊的米泔样的脑脊液慢慢流出……谜底终于被揭开：流行性脑脊膜炎。患者被转送至传染病医院，正规治疗后治愈出院。一个腹泻患者，你会想到是流行性脑脊膜炎吗？夏季是流行性乙型脑炎的高发季节，你会想到还有流行性脑脊膜炎的病例吗？一个没有明显脑膜炎症状的患者，你会说服患者和家属进行脑脊液穿刺吗？流行性脑脊膜炎为什么会出现腹泻？这些不值得我们深思吗？

1. 在夏季发现患者有发热头痛呕吐等表现,你会考虑到流行性脑脊膜炎吗?说实在,很难,一般都会想到乙型脑炎。乙脑由蚊子传播,到了冬季不可能发病,除非近期有去热带旅行或工作,而流行性脑脊膜炎好发于冬春季节,它是一种呼吸道传染病,是由脑膜炎双球菌所致,夏季发病极少,但还是有一定的发病率,这点对于整理临床思维非常重要。在临床上必须牢记。

2. 关于做脑脊液穿刺是否安全吗?不知什么时候开始,患者或读者对做脑脊液穿刺非常害怕,为什么会出现这种现象?我没有很好地考证过,但这是一种很重要的检查,是CT、磁共振等现代化高科技检查技术无法替代的。换句话说,到现在还没有哪种技术可以替代脑脊液检查在相关疾病诊断中的价值。当然,它也是一种比较安全的检查,穿刺的方法和麻醉穿刺一样,风险很小。

3. 这例流行性脑脊膜炎的患者为什么会出现腹泻?这是一个值得大家探讨的问题。这个患者实质是流行性脑脊膜炎并发华佛综合征,而脑膜炎的表现不典型,所以给临床的诊断带来困惑。华佛综合征又叫做华特何斯—佛利突立克生综合征(Waterhaus-Friderichsen),又称华-佛综合征,是流行性脑膜炎常见并发症之一,也可见于弥散性血管内凝血(disseminated intravascular coagulation,DIC)引起的肾上腺发生血栓导致的肾上腺皮质功能衰竭,我国少见,多为婴幼儿,起病急,死亡率高。那么本例患者为什么会有腹痛腹泻表现,我个人认为华佛综合征可有多发皮下或黏膜出血,这例患者有皮下出血,很可能也会有肠黏膜出血,而后者会刺激肠道出现腹痛腹泻,这样解释对吗?欢迎大家讨论。

4. 如果这例患者家属不配合,不肯做脑脊液穿刺,诊断会得到明确吗?幸运的是,在该例患者身上,我们得到了理解和支持,也正是这份理解和支持,最后使这位患者脱离生命危险。相信医生,尊重生命!

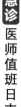

致命的腹泻（四）

看上去貌似轻轻的腹泻，恰恰随时可能隐藏着"杀机"，我虽已写了三篇关于腹泻隐藏的风险，但总感到还有很多我所不了解的危险，以及需要引起重视的细节，这都需要我们不断学习思考，医学永无止境，但由于自己亲身经历有限，一个人的工作经历和思维必定会有很大的局限性，希望同道多多指点或来提供更多的案例，以便读者可以更多地了解医学常识，也可以给刚刚踏上工作岗位的年轻医师做个参考，以免再走弯路或付出不必要的代价，这是我的初衷。我有个老师叫徐玉兰（不是越剧名人那个徐玉兰），在我毕业时，她教导我，一定要认真对待每个病例，我没有忘记，我也知道做医生最好始终考一百分，虽然我从来没有达到这个目标，但我一直在努力接近。

下面也是一例值得我们临床医生重视的案例，一不小心就可能会造成无法挽回的后果。那是在 6~7 年前，也是夏天，一位男性患者，寒战、高热、腹痛、腹泻来院，病人有明显的里急后重（用通俗的话解释就是病人肛门有坠胀感，排便频繁，但每次排便量甚少，有大便拉不干净的感觉），一天内大便次数可达 30 次，排出大便带有黏液脓血，血常规化验白细胞及中性细胞比例都明显增加，大便化验有白细胞及红细胞，我想每一个内科或急诊大夫都会首先考虑急性细菌性痢疾，当班急诊医生立即给予大便培养、抗生菌治疗、补充水电解质及营养支持等处理，考虑到体温较高，症状较重，马上给病人安排了住院。

入院后，为了迅速缓解病人症状，减少病人的中毒症状，医师选用了强有力的抗生素治疗，时间一天天过去，病人腹泻仍然不止，体温越来越高，中毒症状也越来越明显，2 天、3 天过去了，病人及家属不停地来询问，责问为什么病情一直不见好转，医师总是不断去安慰病人，时间在一天一天过去，病人的症状不但没有一点好转，似乎病情在进一步恶化，家属开始有点抱怨，病人这样的高热不退，脓血便不止，作为医师也非常着急，有点束手无策的感觉，怎么也不好理解,自己总是在想为什么,问题究竟出在哪里。这例病例症状与治疗效果相比太不符合常规了,这么好的抗生素为什么没效果? 怎么办? 在入院后第4天,考虑了许久,最后给病人开了一张腹部CT,看看能不能找到什么线索,按常规典型的细菌性痢疾做腹部CT似乎有过度服务的嫌疑,但没想到的是这一选择有了重要的发现,发现肠腔有明显扩张,CT报告考虑为溃疡性结肠炎并发中毒性巨结肠,这时病人肠壁已非常薄,随时有穿孔引起腹膜炎的可能,痛苦了多天的答案终于找到,原来是一例暴发性溃疡性结肠炎并发中毒性巨结肠。暴发性溃疡性结肠炎并发中毒性巨结肠在我国非常罕见,且开始表现极像急性细菌性痢疾,真的好危险。

诊断有了很大的突破,治疗策略作了了重大的调整,立即给予大剂量糖皮质激素治疗(而细菌性疾病是禁止用的),病人病情迅速缓解,高热退了,腹痛腹泻症状明显减轻了,虽然病人家属的抱怨一直没有完全消除,但我感到是尽力了,虽然走了点弯路,最后还好没有给病人造成致命的伤害,这次又没有考满分,但总算可以说是合格了吧。随着工作实践不断积累,我越来越深刻理解医学大师张孝骞的名言"每一例病例都是一个研究的课题""病人以性命相托,我们怎能不诚惶诚恐,如临深渊,如履薄冰",对小小的腹泻也不该慎、恐和惧吗? 我想每一个医务人员随着临床工作的不断积累,也与我一样会更好地理解大师的名言。

 思 考

1. 溃疡性结肠炎的病因至今仍不明。基因因素可能具有一定地位。心理因素在疾病恶化中具有重要地位,原来存在的病态精神如抑郁在结肠切除术后明显改善。有人认为溃疡性结肠炎是一种自身免疫性疾病,在我国不是一种常见疾病。溃疡性结肠炎的最初表现可有许多形式。血性腹泻是最常见的早期症状,其他症状依次有腹痛、便血、体重减轻、里急后重、呕吐等,与细菌性痢疾有极其相似的地方,更重要的是绝大多数病例是慢慢起病。暴发型极少见。所以急性起病的病例很难想到是暴发型溃疡性结肠炎。

2. 对一个高热、腹痛、腹泻的病人,排出大便为黏液脓血便,多数是细菌性痢疾,那么这类病人需要做CT吗? 什么时候需要做? 如果检查结果正常,算不算违反治疗常规? 算不算过度服务? 如果本例稍迟一点做CT,或认为不需要做(或不符合常规),会不会造成严重后果? 不值得我们深思吗!

➽ 十二 ➽

一例奇特的咯血引发对"孝"的思考

咯血对一位内科医师来说是再平常不过的一种临床症状，公众也是比较熟悉，用医学专业的话来说，咯血是指喉部以下的呼吸器官（即气管、支气管或肺组织）出血，并经咳嗽动作从口腔排出的过程。但就是这样一种看上去再也普通不过的临床表现，怎么也没想到会隐藏着一个惊人的秘密，引发了对"孝"的思考。

大约在 1 年前，一位非常善良的安徽男性老人来到我院的急诊科，自己诉说已 78 岁了，最近几天又咯血了，自己年轻时候就有这病，经常隔三差五有类似发作，陪他来看病的 3 个儿子也非常着急，3 个儿子衣着都非常得体，且非常有礼貌，因为母亲早逝，是父亲又当妈又当爸地把他们兄弟 3 人一把屎一把尿辛辛苦苦养大，老家在安徽农村，现在他们生活好了，把老爸接到宁波住，想不到又发病了，在安徽农村条件比较差，这个病一直没彻底治好，这次来宁波，希望医生好好治治爸爸的病，不管多少钱，如果能彻底治好他爸的病，花多少钱都愿意。

在现代金钱至上的社会，有多少子女能像这几位儿子一样孝顺。笔者见过很多有钱但天天在外花天酒地，一到老人生病，儿女推三推四的；见到过年轻时被打成右派，妻子与他离婚，近 90 岁临终前，想见一下亲生的女儿（已当大官），就是不能如愿的（见《冷与暖》）。当今中国，很多人的道德只停留在口头上，这样孝顺的儿子真是不多见，况且来自安徽边远的农村，让我们肃然起敬。

住院后，急诊 CT 发现两肺多发性支气管扩张，诊断明确，立即给予止血等规范治疗。支气管扩张，多由年幼或年轻时得了肺部感染或麻疹之类疾病，因经济等原因没有得到及时治疗，造成局部支气管破坏或遗留瘢痕，发育后随着肺也同步长大。人出生时肺泡大概有 3000 万个，到成人增加到 3 亿个，原来病变部位就会出现扩张或狭窄,打个比方,像一个老城市的小路,一旦车多人多,很容易出"交通堵塞",每当感冒咳嗽、局部发炎或用力时就非常容易反复出血。住院期间,3个儿子轮流值夜,问寒问暖,个个对老爸非常关心,总是给他老爸买最爱吃的。让我们科的医护人员看在眼里,羡慕在心里,说实在的,我们当医护人员的可能都是做不到,对这位老人我们也特别上心,当是尽孝了。时间在一天天过去,病人的咯血情况一点都没有好转,该用的药都用了,且每天的咯血量在不断增加,我们很着急,3个儿子更紧张,不断地来问病情,希望我们好好治疗。我们也在不断思考,为什么会出现这种情况?难道是几十年的病这次越来越重了?真的到了疾病的晚期?以前支气管扩张大出血病人遇到多了,也有大量咯血死亡的,但似乎该患者还有什么没有解决的问题,每当医护人员去安慰这位善良的老人,老人话不多,总是说谢谢,一点也没有对我们的治疗不满意的意思,每当老人又一次说谢谢,都对我们是一次心灵的震撼,让我们忐忑不安,难道是文化差异,沟通存在问题?还是一位本分老实的老农民固有的朴素的美德?

到了第5天老人咯血越来越明显,针对药物治疗咯血不止最有效的治疗方案有二:①手术:因为病人年龄太大,病变太广泛,两肺都得手术,手术方案是不可取的;②介入治疗(通过在腿上插一根导管,到肺血管里,找到出血部位,阻塞出血部位以达到止血的目的);因为扩张血管太多,呈网状,阻塞一处,血就会通过血管网,流向另外部位,会再次出血,介入治疗也不可行。为了安抚这位善良老人,我科的胡炜科医师单独来到病床旁,非常耐心地安慰了老人,但老人这次一改往常的表现,开始一言不发,神情非常严肃,接着就慢慢流下了眼泪,低声说,我真对不起医生,也对不起我儿子。这时才感到似乎有什么隐情,面对这种情景,胡医师只有轻轻说了声没有什么对不起,医生与患者都沉默了很久,似乎空气凝固了,最后老人轻轻地告诉医生,说做了对不起医生的事,这几天你们对我这么好,不想再隐瞒了,但希望医生不要告诉他的儿子。对于这样一位善良的老人,我们有什么理由拒绝呢?这也是我们医护人员必须做的,又默默等待了很久,老人一边流泪,一边慢慢告诉医生真相。他本生活在安徽,3个儿子现在都在宁波工作,事业有成,两个儿子还开了自己的公司,儿子们都很孝顺,想他年纪大了,不想让他一人生活在农村,所以一定要他来宁波生活,说实话他自己真不想来,到了宁波后发现儿子住的房子都很大,房间里什么都有,但一到白天自己一个人在大房子里,没有什么人可以讲讲话,在这里又没有一个朋友,还不如在农村,有邻里老哥可以一起玩,自己又没有办法拒绝儿子,所以自己想不开,吃了老鼠药,又反复说对不起医生,对不起儿子,再次希望医生给老人一点面子,不要告诉他儿子。胡医师安慰了老人,同时再次肯定地告诉老人,一定替他做好保密工作,这时老人才会心地笑了笑,笑得那么可爱,这也许是最美丽的微笑,又一次体验到从医之美。

这老人是吃了一种叫敌鼠钠盐的毒鼠药,该药的作用是造成老鼠出血死亡,当然人吃了后也会出血,有支气管扩张的患者,中毒早期更容易咯血。病因查清了,马上给予特效药维生素 K 治疗,老人的血最后止了。当病人康复后,我们与他几个儿子进行了一次很好的沟通,几个儿子终于理解了老人的感受,最后送老人回了老家。

 思 考

1. 一个支气管扩张患者,以咯血为主要表现来就诊,你会想到中毒吗?

2. 我们中国人几千年以来都是以孝为先。古代有"二十四孝",有舜王《孝感动天》,汉文帝刘恒《亲尝汤药》传世佳话。随着时代的进步,孝的内涵有了很大的变化,但孝道,一个永恒不变的话题,每年感动中国的人物有更多人物赋予新的含义:93 岁高龄老人刘盛兰拾荒助学子,残年风烛,发出微弱的光,苍老的手,在人间写下大爱;守墓老兵陈俊贵,只为风雪之夜一次生死相托,守住誓言,为我们守住心灵的最后阵地,不值得大家尊敬吗?

本文中的儿子从传统的观点可以说又是一家孝子,但在当今社会怎么才叫孝,孝的方式有问题吗? 是不是值得大家思考?

3. 从这例奇特的咯血案中,我们感到中国广大农村老人虽没读过多少书,但是非常有骨气,心地非常善良,这种美存在他们的骨髓里,他们是这一片美好的麦田守望者,我们的高官、甚至硕士博士等高学历的绅士们有这种美德吗? 这种传统的美德在中国还能保留多久? 这些都不值得我们深思吗?

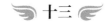

十三

发热早期的"艰难"诊治之路

　　我们在前面许多故事里都谈到过医患之间的不信任,很遗憾,几乎都是"两败俱伤"的结局,患者伤的是其本可以更好的疾病归宿,医者伤的是一颗本来纯粹的心。前不久东方卫视录制的一个节目引发了民众对这种普遍存在的不信任的思考,我们很难推测下去,未来怎么去维持社会的温度。

　　这个故事是这样,一个本来并不复杂的常见病,因为医患知识的不对称,因为对医生的不信任,简简单单的一个疾病,竟走得异常艰难。

　　事情发生在两个多月前,一个29岁的小伙子因为高热2天来医院,除了头胀痛、全身乏力,眼睛还有点充血,化验血常规白细胞总数偏低。这是急诊科比较常见的病例,一般就是病毒感染所致。相应处理后,接诊医生嘱咐门诊观察治疗。患者的父亲不依不饶,非得要医生把他儿子收进去住院。这也许就是后面这场艰难的诊治之路的序幕。

　　入院后,常规详细询问病史,并作体格检查。治疗上,无需过多药物,无非也就抗病毒、降温、适当补液。医生告知治疗计划后又安慰家属:没什么大问题,不过我们还是会密切观察病情变化,可以随时调整治疗方案。

　　这个老爸又跳出来了:不行! 这怎么行? 你们不重视,发热都发了两天了,烧得那么高,一定要用抗生素,必须要用抗生素,让我儿子少吃点苦,快点好起来。

　　这是很多老百姓的观念:发热了,打点抗生素,可以好得快! 真的会好得快吗?

　　我们有我们的诊疗常规,医院也有严格的抗生素使用管理制度。但这些规定制度对家属而言,却成了我们不"重视"患者的托辞。确实,从他们角度而言,儿子发热到近40℃,是会有揪心的感觉。我们陷入两难。但规定制度不会说话,不会给我们直接的压力,而家属不达目的誓不罢休的样子却是直接的难以摆脱的困扰。最后医生开了一点口服抗生素，或许，这只是一种安慰剂。办公室暂时安静了下来。

哪知当天下午，患者体温蹿到了 40℃。不得了，家属的心头火一下子被点燃，冲进医生办公室，开始了质问，甚至言语攻击。无论怎么解释和安慰，无论哪个医生解释和安慰，此时此刻，都是废话。没有任何商量余地，家属强硬的态度就差直接冲到电脑上开医嘱，然后"押"着护士去打针了。

所有一切的情节，没有半点虚构。看到这里，读者您可能会觉得不可思议，是的，我的疑问跟您一样，明明懂医术的是医生，为何下强硬命令的却不是医生？当然，同行的读者大概只会会心一笑，这种令人怒不可言又哭笑不得的事情，太多了。

说实话，入院才多少时间，治疗方案上的药物也才用了一次而已。如果是感冒都至少得三五天吧，何况现在诊断还没有完全明确。按照家属的这种思维，既然一针打下去应该好的，那当初在门诊又为何缠着医生非得住院？这不是自我矛盾吗？

作为医生，坚持原则的最终目的并不是为了自己。否则，完全个必浪费两个小时在那里挨莫名的"批斗"。后来依然是家属"胜利"，因为这抗生素注射液要是不开，注定如果患者再次出现体温升高，那可不是病毒在作怪，而是医生"罪不可赦"。

为了将患者的不利影响降至最低，我们在迫不得已的情形下开了最普通的青霉素注射液。合格的医生都知道，不到半天就无理由地更换治疗方案是很大的错误。小时候，我们都学过这篇寓言《拔苗助长》，才发芽的禾苗，施了一遍肥就死死盯着它，要它飞速长起来。可能吗？那么再施一次肥？或者干脆把它拔高点？结果是什么？寓言对一些人来说只是写在书上看过哈哈一笑的故事？

事情还远远没有完。

到了前半夜，患者的父亲变得更加"疯狂"，不停地要求继续加用药物，不停地数落我们医师水平太差。值班医生尽管没有任由他摆布，但也被吵得根本无法正常工作。到了晚上 10 点多，这位父亲提出了新要求：头孢霉素 I 加头孢霉素 III 联合治疗。不要说现在在市场上或医院根本就没这两种药，如果有，能这样用吗？不可思议的荒谬低级错误。

值班医生请示上级医生，答案当然是被坚决否定。于是，整整闹了一夜，中途累了，这个父亲去休息了会儿。半夜值班医生前脚都还没踏入值班室，补充体力回来的父亲又开始新一轮纠缠，各种威胁、各种谩骂……可怜我们的医生，生生在办公室听了一晚上，这中间还不涉及自己的一点点利益。

那晚我也没睡好。说实话，医院不是保险箱，医生更不是神，谁都无法保

十三 发热早期的『艰难』诊治之路

证一个好好的人始终健健康康,更别说一个患者了。

天一亮,我就跑到医院了。仔细观察,欣喜地发现病人出现了头面部皮疹,在手电筒光照下,口腔内发现麻疹特有的斑疹,一夜的担心终于可以放下心了,患者的诊断基本可以明确。当我们把这个消息告诉患者父亲时,换来的却是他又一轮暴跳如雷。在惊天动地的咆哮中,我们才明白,这位家属是从大西北某县城医院退休的内科主任,据他说,他儿子小时候得过麻疹,现在不可能再得麻疹。他还说:我见的麻疹比你们多,我儿子的情况根本不像麻疹。你们乱诊断,我要去告院长!

谁都压不过他如雷的咆哮。我们一边应付他,一边跟疾控中心取得联系,希望他们协助我们,尽快给出检测结果。

就在继续等待的几个小时里,这位同为医生的父亲没有停止过他的"维权",整个病区被他搞得鸡犬不宁。

到了下午快下班时,患者表现出更加典型的麻疹症状。这时,从疾控中心传来消息:根据采样检验,该患者确诊是麻疹。

30多个小时后,这令人崩溃的折磨终于停歇,家属无言以对,我们一笑置之。太累了,结果就摆在那里,反驳与否,争口气与否,重要吗? 重要的是,我们坚持了最后的底线,坚持了一个医生的尊严,坚持了能给患者的最后保护。

看到这里大家都有疑问吧? 曾经患过麻疹的病人难道还会患麻疹?

麻疹是一种由麻疹病毒引起的急性呼吸道传染病。麻疹病毒只有一个血清型,抗原性稳定,也就是说只要患过麻疹,如果没有免疫缺陷等特殊情况,一般是终生免疫的,不会患第二次,同样的传染病还有甲型肝炎、牛痘等(一个血清型,人患了或注射疫苗后是终生免的,一般不会生第二次),所以医学上就利用这些病原体的特性,经过特殊处理,用来做疫苗。

在我国,麻疹疫苗是实行全民强制预防注射的,所以我国麻疹发病率很低,但为什么近年来年轻人,特别是二三十岁的年轻人还是有少数发病的? 因为麻疹病毒在实验室反复一代又一代繁殖,几十年下来,病毒的抗原性有了改变,所以即使接种了疫苗也有少数发病,但病情还是较轻,认为接种了疫苗就不会发病的想法是不准确的。

另外麻疹发病初期主要表现为发热,没有特殊表现,与其他病毒性疾病雷同,只有到发病的第3~4天,才会出现典型的皮疹,皮疹出现有一定次序,是先从头面部出现,后才慢慢向躯体、下肢发展,典型的病例还有口腔黏膜特殊的斑疹。

在中国,从医的同道一定会经常遇到类似的情况,这些不值得我们思考吗?

我很难想象这位父亲当年是怎样行医的? 毛主席的"626指示"——把

医疗工作的重点放到农村去的指示,至今还是有现实意义。如何加强基层边远医师的再教育,提高他们的水平,还有很长的路要走。自己也一直在想,是不是应该到农村到基层多去做志愿者,帮基层做一点有意义的事。

 思 考

1. 急诊早发热患者,当没有其他特殊的表现,要马上诊断明确很难,因为所有疾病都有原发或继发性发热可能,需要密切观察,当血常规白细胞不高时,首先要考虑是否是病毒感染所致,最常见的是流感之类,一般不需要用抗生素,但国人特喜欢一发高热就用抗生素或输液,一旦抗生素用滥了就会产生广泛耐药,总有一天真正遇到细菌感染时,无药可用,我们将面临另一场灾难!

2. 公众一定要知道,如果是感染引起的疾病,当医师根据临床表现,确定治疗方案后,一定不能急,要观察3~4天,当确定确实没有效果时,才可更换抗生素或治疗方案,如果是农作物施肥后也都要观察几天,何况是人,绝对不可以天天随心更换,否则会出现可怕的后果。

3. 早期发热加上有皮疹表现,一定要除外有急性传染病的可能,例麻疹、登革热、水痘、猩红热、斑疹伤寒、伤寒等,须及时就诊。

十四

"青春"的代价

青春是美好的,如果说人生是五彩缤纷的,那么青春必是其中最绚丽的一抹;如果说人生是动静交融的,那么青春必是其中最具活力四射的一份。青春是积极进取而非苟安现状,如此气概,二十后生虽有,六旬之人,未必垂老,理想不灭,青春会常驻。

青春是美好的,不同年龄有不同的追求,不同时期的人生应享受不同的幸福,人的一生才会更加精彩,但我下面想谈的"青春"是打上引号的,是要付出代价的。

在1995年春天的一个早上,我大学毕业已有10多年了,但成为主治医师才2~3年(我们大学毕业后10年职称评审才开禁),那天我在急诊室当班,还算清闲,大概上午9点多来了位53岁中年女性,诉说腹痛难受伴恶心呕吐,腹痛以下腹部为主,已有两个多小时了,感到症状越来越重,拉了一次稀便,没有发热等其他不适,以往血压有点高,但没有糖尿病等其他病史。

我问她:"昨晚吃了点什么,有没有吃了变质的食物?"

她说:"昨晚在家吃,吃得比较清淡,好像没有不好的食物。"

我又问:"昨晚在家一起吃饭的人有没有出现类似吐泻症状?"

她回答:"没有啊!"

这基本可以排除因食物引起的胃肠炎之类疾病。陪她来医院就医的是她儿子,大概有20多岁。接着按常规先测量生命体征(体温、脉搏、呼吸和血压),体温正常,呼吸有点快,脉搏在100次/分左右,血压100/60mmHg左右,病人面色比较痛苦,胸部检查无异常发现,下腹部有明显压痛,其他无异常发现。如是一位年轻女性,腹痛来医院,医生是一定会详细询问病人月经史的,但现在躺在床上的是一个50多岁的病人,要不要问一下月经情况,当时自己也非常犹豫,按习惯,医生是不会去问50多岁女性患者的月经情况的,但对一个下腹部疼痛的女性病人，想想还是问一下好。

"你50多岁了，最近月经怎样？"

"以前月经还可以，最近半年月经时间没像以前那么准了，近两个月一直没来。"

想想也是，53岁的人了，应该快到绝经期了，也是可以解释，但对女性患者来说，就是因为月经"正常"，引发误诊的事常有发生。

因此又问了一句："有没有怀孕的可能？"

"啊，没有啊，怎么可能！"

虽然我只轻轻问了一句，站在她边上儿子听到了这句话，极不高兴。

"我老爸住院已有3个月了，怎么可能怀孕？"

"你们有病啊，怎么这么不负责，不快点给我妈治疗，还问这些乱七八糟！"

是啊，谁叫我问人家50多岁的人有没有怀孕可能呢？人家老爸已住院有3个月了，更不可能了，自己心里想想也就算了，当时也觉得这样问是有点过分，自知理亏，只能默默承受这责骂声。回到诊室的椅子上，细细想了一想，下腹疼痛伴有恶心，没有发热等，血压比平时低一点，虽然50多岁了，但是还是不能完全排除宫外孕，而后者如果不及时处理就非常危险，在急诊室因患者隐瞒病情，不肯承认有性生活史，结果发生悲剧的案例还少吗？做医生真的被骗怕了，要不要给病人开张化验单，测试一下有没有怀孕？当时内心斗争确实很激烈，眼前这个病人怀孕的概率真是很低，如果结果没有怀孕，病人和她儿子会怎样想？自己不会挨揍吧？反之，病人已否定了怀孕的可能，如果出现意外，我没有任何责任的，那时，自己年轻，胆子大，最后想了个"坏主意"，除了给病人开了一张血液常规化验外，还开了一张尿TT试验（妊娠试验），尿TT试验是什么，一般老百姓是不知道的，我平时写字还算端正，但这次特地写得非常潦草（换成现在用电脑打，没法子干这种"坏事"），即使她儿子知道什么叫尿TT试验，也让他们看不懂，有时"欺骗"也许是一种"美德"，接着给病人开通静脉通道，输液等处理。

在等待化验结果过程中，一边安慰病人和她的儿子，表面上装作镇静，但其实自己内心还是非常紧张的，虽然我不希望"奇迹"出现，但这能让我安心，如果排除怀孕，就需要考虑其他疾病；20分钟过去了，她儿子取来了化验的结果，"奇迹"真的发生了，试验结果是阳性，也就是说肯定是怀孕了，极有可能是宫外孕，谢谢上帝保佑我，当然也保佑了患者，考虑患者的隐私，我来到病人的床边，对着患者耳朵轻轻把结果告诉她。

"你怀孕了，可能是宫外孕。"

当患者得知这个结果后，表情有点特别，再也没有否认什么，可她儿子有点不耐烦了，问我给她妈讲了什么，为什么还不积极处理，最后儿子把化验单抢了过去,问化验结果是什么,在一再纠缠下,没有办法,只好告诉他化验的结果,当听到这个消息,他还不肯相信。

"你们乱说,化验结果肯定有问题。"

"我老爸已住院3个月了,怎么可能怀孕?怎么可能得宫外孕?"

我们一边耐心解释,一边告诉他先抢救他妈妈要紧,可能需要紧急开刀,当他回到他妈妈床边,看看妈妈再也没有否认什么,小伙子的脸涮一下红得像猴子屁股似的,一句话也说不出来。大家可以想象,在那还不太开放的年代,这种事,谁能够承受得了啊,最后丢下他老妈,不好意思逃走了。

谁说53岁不会怀孕?谁说老公住院3个月不会怀孕?

其实在急诊室类似事件偶尔还是会遇到的,笔者也曾经遇到过一位近80岁老年女性,发生阴道破裂,都是"青春"惹的祸!

老年人应有自己的追求,但不需要这样的"青春",这样的"青春"是会付出沉重的代价的!

十五

月经啊月经，有时真让人看不懂

毛主席说过"妇女能顶半边天"，作为一位医务人员，特别是在急诊科工作的医务人员，同样也要牢记毛主席的教导，要特别关心女性患者，她们也是急诊科的"半边天"。如果不好好关心女性，你就有可能随时犯错误，就会发生误断或漏诊，严重时甚至危及患者的生命，血的教训经常会发生，应引起注意！

女性患者来医院看病，作为医务人员要掌握女性特点，要熟知妇产科疾病的内科表现，比如有没有怀孕；某些妇产科疾病与内科疾病哪些有区别，如怀孕了，要注意不同妊娠时期的特点，哪些药物可用，哪些检查不可做等，产妇还要注意有没有哺乳，药物会对哺乳儿童有哪些影响，都需要高度重视。作为一名急诊科医生，不但要学好妇产科，还要学好儿科，这是必需的，但对女性患者来说，最让医生心烦的、看不懂的还是月经。

作为有一定工作经历的急诊科医生，我想都会有同样的感觉。以下就是一个典型的例子。某女，43岁，星期天上午在过马路时，感到头晕，站立不稳，由一起过马路的朋友送到急诊科。

仔细问了病人的月经史，末次月经刚结束10天，月经的量好像比平时少了一点，其他没有异常。来院检查神志清，脸色稍苍白，血压100/50mmHg，心肺听诊及腹部体检无明显异常发现，因为病人面色较苍白，为了除外有没有消化道出血做了肛门指检，结果没有发现出血，神经系统检查除巴氏征阳性外（一种检查有无脑损伤的方法，巴氏征阳性提示有脑损伤），余无异常发现。

神经内科医师会诊认为头晕、巴氏征阳性，就应该由神经内科接管，收入神经内科病房，晚上神经内科医师接班后，发现血压偏低、腹胀，结果发现腹腔内有出血，请外科急会诊，急行剖腹探查手术，结果是宫外孕惹的祸。

在前文中，我们曾谈到有腹痛、腹泻来院的，开始考虑为肠炎，结果造成悲剧的发生；也有以右下腹痛来院，开始诊断为急性阑尾炎；甚至开始表现为肩部疼痛的，差点诊断为癌症。开始谁也没想到恰是危险的宫外孕，换句话说，来一个头晕、腹泻、腹痛或肩部疼痛的病人你会想到是宫外孕吗？这些患者月经史好像都没有什么明显异常，对这些所谓月经"正常"女性，你会想到是非常危险的宫外孕吗？至于没有结婚或老公住院3个月等，为了所谓的隐私或所谓的"道德"，不肯承认有性生活史的，月经史更可能是随意捏造，结果误导医生，造成误诊漏诊，类似病例留下惨痛的教训还不够多吗？

为什么月经会让医生看不懂？为什么会让医生"烦"？怎么做才能够防范类似危险的发生，用什么样的思维方式才能够识别是月经还是其他疾病引起的阴道出血，我们还得从月经说起。大家都知道，月经又称为月事、月水、月信、例假、见红等，正常育龄女性每个月来1次月经，从本次月经来潮开始到下次月经来潮第1天，称为1个月经周期，它是指有规律的、周期性的子宫出血。严格说来，伴随着这种出血，卵巢内应有卵泡成熟、排卵和黄体形成，子宫内膜有从增生到分泌的变化。没有受孕的子宫如果没有内分泌异常等异常情况，每月会来一次月经。

不要小看小小的子宫，它有很多的功能，如生育、内分泌等，每个子宫都曾（会）住一个孩子，孩子在这个温暖房子里幸福的成长，受精卵在子宫内由单细胞不断分裂最后变成一个可爱的宝宝，真是因为有了它，母爱才变得伟大，世界变得美好。但在平时子宫与外界交流的唯一方式，就是月经，月经的早迟、量的多少、颜色的变化等，医生就只能通过月经的变化来推测子宫是否正常，是否有妇产科疾病；月经表面上看就是从阴道里流出红红的血，绝大多数生育期妇女每当阴道里流出红红的血，就会认为是月经，但要知道阴道中流出红红的血不一定就是月经，或者说，病人告诉你是月经，医务人员有没有想过这只是阴道里流出的血，不一定是月经呢。为了加深对这个问题的认识，给大家讲一个我自己在大学学妇产科时的一个真实的往事。那是1981年的冬天，经过一个学期的妇产科的教学和见习，迎来了期末考试，还记得那天我考试比较顺利，我们全年级有217名同学，我是前几名（好像是第三名）完成考试的，当我把考卷交到妇产科教授林凤姑老师的手里时，她微笑着对我点了点头。

"考题难不难？"林老师轻轻地问了我一声。

"还好，应该没有什么大问题。"

"很好"林教授表扬了我一声。

"谢谢"，我回答说。

说完我就向阶梯教室门口走去，准备离开考场，但让我没想到的是，我还没走出教室门口，林教授就把我叫了回来，用严厉的口气，指着我交上去的考卷中一道考题，问我这道题为什么这样回答，原来这是一道填空题，题干是："阴道大出血有哪些疾病＿＿＿、＿＿＿、＿＿＿、＿＿＿、＿＿＿、＿＿＿。"共有6个空要填上,我的答案是:妇产科就是阴道出血科,所有妇产科疾病都会有原发性或继发性大出血,不知道老师叫我回答哪6个。

"林老师,我没有答错啊,妇产科就是阴道大出血科,老师您说哪种妇产科疾病不会阴道大出血啊?"我看了看,笑着辩解。

"那你也应该答最危险的几种疾病"。

"题干前又没有定语,如果题干前加上条件,例举产前大出血有哪些疾病,我就会填前置胎盘、胎盘早剥等。"我反驳道。

"老师你这6分不能扣我的""是出题老师不够严谨"我又补上了一句。

最后,林老师想一想,觉得我说得有道理,再也没有说什么。但事后一直在想老师会不会扣了我那6分,几天后得知妇产科期末考试得了98分,老师最后还是把这6分给了我,至今内心还是非常感谢老师的,感谢老师的实事求是的态度。毕业后我曾留校工作,与林老师也曾经一起工作过,每次遇到林老师,她就"批评"我,说我最坏,考试时找老师差错,到现在还感到挺不好意思的。更没想到的是大学毕业后30年,回母校加参加同学会,又见到了林老师,她身体仍非常健康,又往事重提,一次小小的考试,能让老师记了我一辈子,是不是足矣?

宫外孕是在急诊室经常遇见的妇产科最危险的疾病之一,不及时处理或误断会付出沉痛的代价,该疾病在没有出现腹腔内大出血前,往往先有阴道出血,也就是阴道里会流出红红的血,往往会误认为是月经。正常情况下卵子受精后能分泌一种激素HCG,后者促使卵巢继续分泌孕激素,使子宫内膜发育成为蜕膜,为受精卵着床做好准备,随着受精卵不断发育,子宫内膜也随之同步发育,后者给新的生命提供了丰富的营养,但当发生宫外孕时,因为受精卵停留在输卵管内,没有再回到子宫内,结果受精卵不能很好发育,导致蜕膜坏死脱落,表现为阴道流出红红的血,而蜕膜脱落坏死往往又发生在距上次正常月经1个月左右,所以当输卵管破裂前,流出的蜕膜被误认是月经,极易出现判断错误,这就是让人又烦又看不懂的"月经"! 许多疾病与月经有关,如黄体破裂、滤泡破裂等,这些疾病都有腹痛,也都可能引起腹腔内大出血,与宫外孕有类似的表现,你能明确这些疾病发病前一次是阴道出血是月经吗? 如果是月经,可能是滤泡破裂或黄体破裂,如果不是月经,是蜕膜脱落出血,很可能是宫外孕,这些你都注意到了吗? 请大家记住,月经就是阴道里流出红红的血,流出红红的血不一定是月经! 当女性患者因腹痛来医院时,千万不要忘记,前一次所为正常的"月经",不一定是真的,需要好好甄别!

女性是半边天,在急科室一定要给予特别的关照!

十六

10 年"平反昭雪",30 多年的思索

　　刚毕业时,我曾留在温州医学院附属第一医院工作,学校规定刚毕业的医生必须要到各科轮转,类似于现在的规范化培训,那时大家都非常珍惜到各科室轮转学习的机会,天天早上提早半小时上班,晚上大多要到 8 点多离开病房,根本无节假日,但总是觉得非常值得和充实。1984 年的初夏,在神经内科轮转期间,遇到了一例让我终生难忘的病例,影响了我从医的思维。

　　患者女性,近 50 岁,家在温州瑞安市偏远的一个小山村,是村里的妇委会主任,因为癫痫持续状态收住入院。30 年过去了,她的身影虽已有点模糊了,但入住的那个床位还记得清清楚楚。

　　患者的入院诊断是原发性癫痫,癫痫持续状态。癫痫俗称羊痫风,用专业的话来讲是一种慢性反复发作性的短暂脑功能失调综合征,以脑神经元异常放电引起反复痫性发作为特征。用通俗的话来讲,病人突发意识障碍或抽搐,重时有口吐白沫等,其中以癫痫持续状态为最重,若不及时处理常易致残,甚至死亡,应紧急抢救。癫痫持续状态时间越长,造成脑损害的程度越重,致残率越高。

　　入院后,患者病情反复发作,出现四肢抽搐、意识障碍、两眼向上凝视、口吐白沫,特别让人揪心,病人真的非常痛苦。每次目睹病人的惨状,我自己都有一种快要窒息的感觉。病人一发作,需要马上急救,具体急救方法是:首先应让病人侧卧位,防止呼吸道窒息,同时要尽快阻止抽搐的发作,其中最重要的药物是地西泮(安定),标准的方法是 5% 葡萄糖液 250ml 加地西泮 80mg,快速静脉滴注;让人稍稍安慰的是患者对这种治疗每次反应不错,都能较快地阻止抽搐的发作,问题是入院后病情总是反复发作,我们总不能 24 小时都用地西泮,虽然想尽一切办法,加了能加的其他药物,一直没能阻止癫痫大发作的发生,一天有时会发生好几次,我们感到很无助,似乎死亡很快就会降临到这

个患者的身上。

患者有癫痫病史近 10 年了,在温州医学院附属一院、杭州和上海等多处医院诊治过,诊断都是癫痫,一直在用苯妥英钠治疗(治疗癫痫大发作药物)。前七八年用药后症状明显减少,只是偶尔发作,最近两年发作又明显增加了,虽想了很多办法,就是没有办法完全阻止症状的反复发作。

刚才介绍过了,患者是一个村的妇委会主任。经过那个年代的人一定会记得,那是一个疯狂的年代,全民动员做计划生育,连我这种刚毕业的年轻医生,只要实习时手术做得好,也去参加了这场"战斗"。那时的妇委会主任为了做好计划生育工作,可以说没日没夜,特别是到了夜晚,得挨家挨户地去做工作,常常很迟回家,偏远山村又没有电,都是点着油灯或手电筒翻山越岭,来回一走就是 20 公里。有月亮的晚上还好,一到阴天或下雨,特别可怕,行走在山间的小路上,远远可听见狗或不知是什么野兽的可怕叫声,让人心里阵阵发寒(我曾在 1984 年春节去过永嘉县昆阳公社,每天晚上天一黑就出发,一根扁担,挑着手术器械,爬 10 公里山路,去做计划生育手术,所以感受特深)。

那年她病情越来越重,那时正好又到了计划生育攻坚战的关键时刻。为了完成计划生育工作任务,只能坚持工作,她基本是每天回家都发作的。大家知道乡下老百姓对这种疾病认识不足,谁得了都会感到很不光彩,甚至认为是前世做了什么坏事。当然在那种形势下,作为一位妇女干部,更不能让村里的老乡知道,否则会被人骂,计划生育工作会更难做,只能自己默默承受着这一切。1984 年春天过后,计划生育工作终于可以暂时告一段落,病人的症状也越来越重,几乎天天晚上发作,记忆力明显下降,计算能力也明显变差,她家里人再次陪她来住院,希望能把她的病情控制得好一点。

病人还在反复发作,我们还在不断地忙。我还清楚记得,有一天又发作了。我立即给她开了同样的药,5% 葡萄糖液 250ml 加地西泮 80mg,静脉滴注。同时站在病人边上,一边安慰家人,一边观察病情。液体输入病人的静脉,病人很快就不抽了,当时液体输入大概只有 20ml,效果特别好。当时自己就感到奇怪,只有 20ml 左右的液体,也就是说患者只用了很少剂量的地西泮,怎会效果如此神奇?当时虽感到有点奇怪,但也没有特别重视,没有去深究为什么。以后每当发作,就用同样的药,而每每液体输上不久,病人症状就又控制了。这种现象的不断地重复,我逐渐感到非常蹊跷,似乎这种现象在提醒我们医生什么?似乎还有什么问题没有解决?我就反复在想这个问题,一直想不通,不就是给病人这么一点点地西泮吗,有这么神奇吗?这个现象让自己痛苦了好几天。

终于有一天早上,我突然想到:输入的药物除地西泮外,还有葡萄糖,难道是血糖的问题?大家知道那时化验血糖是非常不容易的,抽了血就是急诊化验也需要两小时,不像现在马上可以出结果。当患者又一次发作时,在用药前,我立即抽了一个血,急送化验室测血糖,再用上同样的药,结果也是一样,一用上不久,病人的症状就控制了,当时因为工作忙没有再去想这个问题。两个小时后结果出来了,让我们全科人都大吃一惊的是:病人的血糖只有18mg/dl(正常是80~120mg/dl)病人的血糖是非常非常低,这个结果让我们彻底地明白了,10年的"冤案"终于可以平反昭雪了,原来是低血糖惹的祸! 这也就可以理解为什么该患者好发于夜里:因为工作忙,到晚上饥饿了,低血糖更容易发生。当时没有CT,只能剖腹探查,术后确诊是胰岛素细胞瘤,也就是说胰岛素细胞瘤分泌大量胰岛素,反复造成严重的低血糖,病人就出现四肢抽搐、意识障碍、两眼向上凝视、口吐白沫,从临床表现上要区分是癫痫还是严重低血糖极其困难。可这个结果来得太晚了,等了10年啊,患者长期反复发作低血糖,脑功能已明显障碍,真让痛心! 至于为什么开始用苯妥英钠治疗有效呢? 事后查了资料发现,苯妥英钠有抑制胰岛素分泌作用。这一切终于都得到了解释!

这例病例的教训是深刻的,但留给我的是30多年的思索,大家可能会说这种病例的诊断,在当今或许会方便得多,不再会10年才"平反",重要的是它改变了我的临床思维,这才是最大的收获! 所谓的原发性癫痫,就是没有办法查清病因的癫痫,原发性高血压是没有办法查清原因的高血压等。在以后的30多年实践中,至少我是不会随便去诊断原发性癫痫的,对高血压患者也同样努力去查原因,因为有了这种思维,很多诊断为"原发性"的病人查清了病因,得到了彻底的治疗。第二个改变我思维方式的就是:不论是什么专家或大医院诊断过,有时还是会有问题的,要密切观察病情,要多问诊断是否有问题,只有这样才能少出差错。第三个方面是:观察病情太重要了,中国前辈为什么把医师定名为临床医师,一个不在床边观察病情的医生,一定不是个好医师!

十七

小小进修医生破获教授"家族大案"

上篇日志讲到了一例看上去是典型癫痫的病例,结果没想到10年后才还了病人一个清白,下面讲的是小小进修医生破获了教授家的"家族大案"。

1990年,我在上海瑞金医院进修,与我同住一个寝室的是来自厦门集美医院神经内科的田泉跃医生。这是一位很有思想、有才华又有拼劲的医生,朋友不少。他利用业余时间做着外贸生意,一年时间把几个集装箱的医用手套卖到了国外。在我们眼里,做生意的人都忙得不可开交,但他却丝毫没有影响做医生的本职。他的"故事",在当时瑞金医院的进修人员中,堪称传奇。

上海瑞金医院是上海交通大学医学院的附属医院,医院的综合排名在全国领先,尤其是该院的神经科力量非常强,毛主席晚年的一位保健医师就是出自他们科。尽管如此,令人遗憾的是,神经科当时有一位教授也身受癫痫病困扰,且家族三代都有该病史,被诊断为家族遗传性癫痫。教授本人和家人都用苯妥英钠控制病情,效果还不错。只是教授和家人都走不出家族遗传的阴影,难免为下一代健康忧心。

谁都没有想到,教授家的历史,有一天居然被那个卖手套卖出名堂的田泉跃改写了。

那时的瑞金医院神经科位于医院最南边,是一排常见的二层楼房。一个普通的傍晚,忙完工作的教授下班回家,恰好与田泉跃医师同行。下楼时,教授突然抽搐发作,倒在了楼梯的台阶上。田医生一边触摸老师的脉搏,一边大声呼救。也就是这个下意识的触摸脉搏动作,田医生意外发现了教授的脉搏非常乱。他和随后赶来的同事迅速将教授抬回病房抢救,再三测量脉搏,教授的脉搏始终非常不规则。田医生当下异常坚定地说:教授不是癫痫,而是心律失常引起的抽搐和晕厥。他的这一发现引起科里老师的重视,最终查明,困扰教授和家属多年的"家族遗传性癫痫"竟然只是心律失常引起的反复抽搐。

不忽略任何一个细节,这是一个合格的医生该有的敏锐性。

这个事例,更强化了我的想法,很多没有办法查清病因的所谓的原发性癫痫,其实都在用癫痫的表象迷惑我们。这一思维方式一直影响着我的从医生涯,正因为有了这个思维主导,在我30多年的从医生涯里,对原发性癫痫的病人多了一份留心,多了一份思考,先后发现之前被诊断为原发性癫痫的患者,其实是中毒、胰岛 β 细胞瘤、心脏疾病等疾病。

当然,我只是尽了一个医生的本职,却因为一点点坚持和一点点思考,让患者的生活多了一缕阳光。

十八

语言的魅力
——从医生涯中的感悟

语言缺少了智慧，便如同大地少了阳光，多了些暗色，少了些明媚；就像佳肴少放了盐，枯燥乏味，人们便失去了欣赏的乐趣。只有智慧的语言，才耐人寻味。

大家或许读过《语言的魅力》一文。在繁华的巴黎大街的路旁，一位衣衫褴褛、头发斑白、双目失明的老人，因为法国著名诗人让·彼浩勒翻过盲人乞丐身边一块木牌，写上了一句"春天到了，可是……"改变了盲人乞丐命运！

从医路上，语言同样有神奇魅力，有时一句普通的问候可能治好一个"怪病"，你信吗？

那是发生在 10 年前的一件事。一位巴基斯坦老外在宁波贩卖假美金，被宁波警方查获，收入收容所，不久，就反复诉说胸闷不适，考虑到人道因素，收容所医务人员多次带他来我院诊治，但病情一直不见好转，常规检查又未发现异常，问题一直没有很好解决，搞得收容所医务人员不知所措。

有一天他们想起是不是让我看看，原因之一：我能讲点医学英语；二：可能是我年纪大一点，经验可能会多一点；三：那几个医生是我的好朋友，大家比较熟悉。到了预约好的时间，他们陪这位老外来到我的办公室，作为一名医生，我首先是详细询问了病史，然后给病人做了胸部 CT、心电图及心肌酶学检查，都没有发现任何异常，在与他交谈过程中，发现病人自诉症状比较多且重，与实际检查结果极不相符，于是怀疑该患者可能有心理问题。

自己虽然学过点医学心理学，但只学到些皮毛，况且面对的是与自己语言文化背景差异很大的老外，只能先与患者沟通或交谈，看看能不能找到共同点。

"What's your religion？（你的宗教信仰是什么？）"

为了尊重老外的宗教习惯，同时也为了拉近我们之间的距离，所以先问了他的宗教习惯。

"穆斯林"他回答道。

"萨拉吗哩哄(Salamalikong)"（音译，阿拉伯语你好的意思）我用很不熟练的阿拉伯语问了一句好。

"your religion is Muslim（你是穆斯林？）"他带着惊奇的眼光，反问道。

我感到我们的交谈开始是成功的。

"我不是穆斯林"，我告诉他。

"你怎什么会讲阿拉伯语？"他又问。

从那时起我们的交谈变得非常友好，我告诉他，我有很多阿拉伯朋友，也阅读过古兰经，经常为在宁波的阿拉伯人看病，也学了几句阿拉伯语，接着谈了很多，交流了开斋节与宰牲节（古尔邦节）相关知识，谈得很开心，当然后面是用英语在交流，我只能讲十来句阿拉伯语（大多是从曾在沙特阿拉伯工作过的张怡女士那里学来的）。

感觉我们之间已构筑起良好的沟通平台后，我把话题慢慢转到医疗上去，向他详细解释了他的体检结果、心电图及 CT 等检查的结果，一切都是非常正常，他表示理解。

"主要是最近没有人问你真主好，对吗？"，我问道。

"是的"，他认真地回答。

"真主会保佑你！"我马上补说一句。

这时他非常高兴，感觉到胸闷也好了许多。

"瓦利空萨拉姆（再见的意思）"我向他告别。

"瓦利空萨拉姆（wo alaykum Salam）"他开心地笑了，高高兴兴地回去了。

这，就是语言的魅力！

做一个医生，学点宗教知识和不同的文化习惯非常重要，只有尊重别人，别人才会尊重你！

没有无用的知识，就怕你不懂！

十九

终身难忘的生命争夺战

大咯血是致命的杀手之一。用医学术语讲,咯血就是肺或支气管内出血引发的一种症状,血液从破损的肺或支气管内通过咳嗽从口腔中咳出。这是最常见的急诊就诊原因之一,在我们医院急诊科几乎天天都会遇见,咯血少时,药物治疗常可治愈;但出血多时,特别是大咯血时,如血不能及时咯出,则非常危险,血块滞留在气道内,会随时阻塞气管或支气管,造成窒息而死亡。

遇到大咯血时,一定要告诉患者,必须要把血从气道内咯出,绝不容许屏气,如果不把血咯出,血块会堵塞气管,就会窒息死亡。虽然这点很重要,一旦真的发生在病人身上,要做到还是很难的,因为咯血量很大时,场面非常可怕,病人一定会特别紧张,任凭医生怎样劝说,还是不敢用力咯血,就怕血咯出得太多,悲剧会随之发生。普通老百姓可能不懂医学知识,可以理解,即使是有点相关知识,遇到鲜血大量从口腔中涌出时,也会非常慌张,甚至即使医务人员本身知晓其中的利害关系,也会下意识地不敢让患者将血咯出担心致死。我记得曾有某一大单位的医务所主任,他患有支气管扩张,经常咯血,当然,他知道如何急救,也知道当大咯血时一定不能屏气,但就是因为一次大咯血,血实在太多了,结果没有用力把血咯出,最后死于窒息。

当然也有医务人员在自己将要窒息时,采取"壮士断腕"的手段,靠自己救活自己。典型的是上海中医药大学的一位教授,曾在骨伤科研究所工作。有一次大咯血时,血咯出不畅,突然感到呼吸困难,口唇发绀,下意识知道自己窒息了,如果不及采取措施,几分钟后麻烦大了,他趁自己还算清醒时,随手马上拿起写字台上的剪刀,在自己颈部中间,对准气管狠狠剪了一刀,血块立即从破口中喷出,他马上感到呼气通畅了,自救成功了!理论上这是唯一的自救方法,但有几个人可以临危不惧呢?又有几个人可以做到"壮士断喉"?即使自己是医务人员,有几个人能够真正做到这一点?

当然医务人员在面对大咯血患者,特别是当大咯血发生窒息时,必须马上采取紧急措施,与救治心跳呼吸骤停一样,来不得半点怠慢,时间就是生命。再强调一次,核心问题是让气管内血块尽快咯出,这一点没有任何其他方法可以替代,止血药是根本来不及或没有办法让血从气道内迅速咯出的。此时的急救方法有三个:一是倒立排出法。立即跳到病人的床上,抓住病人的双腿,让病人处于倒立位,用力拍打病人背部,让血块尽快从气管中流出或咯出。我年轻时经常做这种事,但现在上了一定年纪,力量不如从前,或者遇到比自己胖得多的人,根本没有办法抱起病人,当然苗条的女医师值班时,就更困难了。二是腹部挤压冲击法。医生双手交叉,放在病人中腹部,在病人平卧的情况下,快速用力朝病人头部方向冲击挤压。原理是增加腹腔内压,通过腹腔内压把压力传递到胸腔,达到气管内血块咯出,解除窒息,以达到抢救目的,但效果会稍差一点。三是气管切开法。立即剪开患者的气管,但实际操作中是很难执行的。总之,只有解除窒息,才有进一步采取其他有效治疗的机会。

现代技术的进步,除药物治疗外,还有更多的治疗手段,特别是数字技术、放射技术的进步,促进微创介入技术的进步,使很多病人转危为安。具体操作过程:在病人的大腿上找到血管(股动脉),从血管中插入一根细细的导管,导管慢慢通过腹部的血管一直插入到胸部的胸主动脉,然后握住留在腿部血管外的导管,上下左右移动,在 X 线透视下,观察留在胸主动脉一端的导管头部,找到出血的血管,头端插入出血血管的起始端,然后用丝线、吸收性明胶海绵,甚至用不锈钢弹簧圈等通过导管注入出血的血管,阻塞出血的血管,以达到止血的目的。

但在没有现代介入治疗设备的早年,要进行这种手术还是非常困难的。为了抢救一位大咯血患者,我们曾在胃肠 X 透视机下,一共动用了 17 位医生,成功进行了一次类似的治疗。那场战斗真是惊心动魄,永生难忘。那是在1988 年一个初夏,一位西安粮食局来宁波出差的 30 多岁的年轻人,用现在话来说,是一位"高富帅"男士,姓于(我还记得他的名字,为了保护隐私,只能叫于先生),因为咯血收住入我管的病床。开始应用药物治疗效果还不错,嘱他必需绝对卧床休息,如果 1 周没有出血才可以下床活动,因为肺内破损的血管大约在 7 天才能长好,才不会再出血。病人自认为年轻、身体好,躺在床上两天后看看没有出血,就下床活动。医生发现时,叮嘱他不要活动,他应付了一下,但一旦医生离开他的视野,他又下床活动。结果又出现了大咯血,这下没有办法了,总算乖乖卧在床上。过了 2~3 天,他觉得没有再出血,又偷偷下床活动,结果又引起更大的出血。就这样经过三次折腾,终于出血不止,破损的血管好像一根破损的皮管,原破口没有长好,又在破损处捅了一刀,破口越来越大,鲜血似潮水般地从口中涌出,所有止血药都用上了,剂量也用到了最大,但血一直不止，只有靠输血维持生命，一袋袋鲜血输入病人的血管，又通过破损的血管口不断从口腔中流出，根本无济于事。病人开始慌了，医生开始紧张了。大家想想，在20世纪90年代初，X技术还很落后，当时只有X光片，在宁波根本没有CT机，上海也只有长海医院有一台头颅CT，没有所谓的全身CT及血管造影术，即使想实施开胸手术，切除出血的肺组织，但不知道血从哪侧肺出来，因而也无从着手。

病人的血不断地从口腔中涌出，2000多毫升的血输入了病人的血管，但就不见有一点血止的迹象，反而越出越大，气氛越来越紧张。难道只能眼睁睁看着这个小伙子把血流干？年轻的生命就这样等待着死亡？病人的单位同事和病人求我们一定要想办法，一定要救救他。怎么办？怎么办？在场的所有医务人员都感到恐慌和特别的无助。为了抢救这个病人，我们立即组织了一次全院会诊。经过激烈争论，大家一致认为不采取非常手段，病人必死无疑，最后决定试试介入治疗的方法，也就是前面提到的用导管插入血管以达到止血的方法。这个方法在我们这个城市从来没有用过，如果要试，我们没有经验，病人可能随时会死在手术台上。与陪同的单位领导反复商量后，医患双方一致认为：为了抢救这个病人，只能试试，没有条件也要试试，只有试试或许才有一丝希望。

在当时那个年代，我还年轻，天不怕，地不怕，说干就干。一边备血、一边开手术通知单，与放射科联系，准备手术材料，一切都在短时间内迅速准备完毕，动用了科室所有能动用的医师，如进修医师、护士及实习学生。当一切准备完毕，就以最短的时间把病人送到了放射科，放射科黄求理主任（当时是主治医师）、柴小明、施建国和谢波等医师早在那里等待。病人躺在胃肠透视机下后，鲜血仍在不断地往外流，紧急消毒、备皮、铺床，手术在紧张有序进行着，就在局部麻醉后、准备在大腿处切开皮肤时，病人的血越出越多，血压在迅速下降，血压0/0mmHg，紧急关头，立即决定在动脉内直接推注输血。这是多么壮观的局面：两位放射科医生负责X胃肠机的操作，三位医师、两位护士在台上紧张地进行手术，两位特别强壮的实习生在准备推注射器（因为当年没有高压注射器，只能用人工替代），外面还有许多医务人员在等待做辅助工作，传递X片、把片送到洗片室、洗片室在紧张地洗片，指令不断从胃肠透视室向外传递，外面的消息不断传入室内，一切都在紧张有序地进行着。

血在不断推入患者的血管中，导管在慢慢插入病人的血管中，外面有人不断地在放射科与输血科之间跑动，多个人用自己的胸部直接为刚从血库取来的血解冻加温，事后统计共有17位医务人员参加了这场惊心动魄的生命争夺战，医务人员在不断地"拼杀"，这是多么壮观、感人的场面（可惜当时没有留下影像资料）！时间在一秒一秒地过去，经过近两小时的"肉搏战"，病人的血终于止住了,血压开始慢慢回升了,神志转清了,肢体也逐渐开始转暖了,抢救终于成功了!这时大家才发现,我们个个都像落汤鸡一样,汗水浸透了全身,但大家感到非常的幸福,这是只有经过"洗礼"的医师才能感受到的特有幸福!我为我从医一生中有机会能打赢这样的一场战斗而感到无比自豪!

经过20多年的发展,支气管介入治疗技术已有很大的发展和进步,我们已有了价值几千万的DSA机,给治疗带来了极大的方便,再也不需要十几个人一起忙上几小时。大家有没有想过,经过20多年,这例病例有没有值得借鉴的经验和思考之处?现在我们能做一个从来没有做过并且没有资质做(现在做这种介入治疗必须要有资质才能做,否则是非法的)的手术吗?如果没有资质,即使我们抢救成功了,在法庭上判我们是非法行医时,你还愿意这样做吗?何况医师不可能天天考满分,在当下医患关系的背景下,我们还会这样冲锋陷阵吗?医疗究竟需要什么环境、需要什么法律来保障我们医生?

我们多么怀念那个有着和谐医患关系的美好年代!

二十
孩时小把戏，居然能救命！

大家可能很想知道，什么样的"小把戏"还能用在急救上？

白枇杷是江南早熟水果之一，与杨梅、樱桃并称"初夏果品三姐妹"，又因其具有秋萌、冬花、春实、夏熟，备四时之气而被誉为"百果中的奇珍"，而宁波象山海岛的白枇杷是白枇杷中的极品，肉质清白，特别鲜美。

春末，就在白枇杷收获季节的一个晚上，医院总值班室打电话告诉我，一位家住盛产白枇杷海岛上的老人，不小心把白枇杷核吃到气管内，正在送往我院的路上，请我速到医院会诊。虽然取支气管内异物病例不少，有鱼骨、肉骨、虾、钢锯条、蟹脚等，但要从支气管内取枇杷核，真是一点经验都没有。我在赶往医院的路上，当时心里特别着急，我脑子里一直想个不停：枇杷核怎会吃到气管内？卡在哪一段支气管内？病人现在情况怎样？用什么办法才能将光溜溜的枇杷核从支气管内取出？

赶到医院已快晚上10点了，病人已躺在检查床上，我查看了病人，除了有点气促外，其他情况还可以，于是，立即给予气管内局部麻醉，麻醉后马上开始纤维支气管镜检查。开始很顺利，镜子通过鼻腔、会厌和声门，在气管内没有发现异常，随着镜子继续慢慢向前推进，一进入右肺，很快发现一个光溜溜的枇杷核，紧紧卡在右侧中间支气管下端内。事先担心的事终于出现了，摆在眼前的问题是，怎么才能把这个光溜溜的枇杷核取出。南方的朋友可能都见到过枇杷核，那是一个球体，表面非常光滑。在那么狭小空间内，用现有的工具（各种用于取异物的钳子大多只有1~2颗米粒大小），要把比它大得多的枇杷核夹住并取出，就好像是想要徒手去抓住一个几百斤光溜溜的铁球，几乎是不可能的！

为了抢救病人，我们想尽了办法，先后动用了各种的工具，如鼠咬钳、鳄鱼钳，甚至动用肠镜用的三爪钳及肠镜用的圈套等。一次次去试，简直是螳臂挡车,不自量力,根本没有办法。患者是一位老渔民,很瘦弱,经过 2 个多小时"折腾",纤维支气管镜在他的气管内进出 10 多次,实在是受不了。平时轻轻的纤维支气管镜,但到这时一手悬空提着,持续 2 个多小时,医生手臂酸痛,仿佛重如千斤,大家都忙得满身大汗,筋疲力尽,老人一次次拒绝继续治疗,诉说实在吃不消了,放弃治疗,宁愿选择死。在我们一次又一次的安慰下,才得以继续进行。这个小小的枇杷核,真是让人又气又急!

近凌晨 1 时许,我实在没有力气了,只能暂停休息会。我坐在检查台旁边凳子上,一边给老人擦汗,一边安慰鼓励老人。我用凉水洗了一下脸,让自己能够清醒一下,但脑子一刻不停地思考:怎么办? 要放弃吗? 难道为了一个枇杷核去开胸手术治疗吗? 实在是不甘心! 想着想着,突然想起我小时候干的"坏事",似乎看到了一丝希望,决定试一试,作最后的一搏。

经过计划经济年代的人都知道,买什么东西都得要票,热水瓶也是一样,每家每年只有一张票子。那时打破一个热水瓶是大事,结婚送上一个热水瓶算是高档的礼品了。有一次好奇调皮,用力按了一下热水瓶的塞子,结果把塞子塞进了热水瓶内。这可把我吓得不得了,轻则挨大人骂,重则要被打屁股。抱着热水瓶,我紧张得不得了,通过瓶口望了望里面的塞子,不知所措,急得满头大汗,那木塞子经过热水一泡,体积更加大了,想要把它从瓶口中取出非常不容易! 而且热水瓶是用非常薄双层玻璃做的,非常容易破碎,如果用钳子等工具取,肯定不行;为了取木塞去打破瓶子,那就更不值得了,又不是司马光砸缸! 抱着热水瓶,我傻傻想了一个多小时,想起了老爸说过,用绳子可以取出瓶塞,但具体怎么取我却一点也不知道,也不敢把此事告诉老爸寻求帮助。事不宜迟! 我马上拿来一根绳,摆弄了很久都没有成功,一根绳子怎么能把一个塞子"抓住"并取出? 我边摆弄,边思考。就在一次摆弄中,我把绳子折成"U"字形,绳的两端留在瓶口外,"U"一端放进瓶内,把瓶子倒过来,用"U"字形的一端套住塞子,用力一拉,塞子就这样轻而易举取了出来(图 20-1)。真是踏破铁鞋无觅处,得来全不费工夫! 那时暗暗高兴得不得了,为自己这个"发明"而庆幸,终于可以躲过父亲的"惩罚",但这个"发明"一直没有用武之地,这时才想起能不能也用这个方法把枇杷核取出? 想到这里,我一点倦意都没有了,马上跑到手术室。用较粗的手术缝线,用同样的原理,让病人取头低足高位,把绳子的"U"字形放在枇杷核的远端(图 20-2),用力一拉,结果顺利地把枇杷核取了出来!

事后我常想起那事,自己小时候没有好好"读书",小学二年级就开始文革了,天天在家野,如果像现在那样天天捧着书,或许想不出这样的方法了。

实践也是学习,而且是更重要的学习。我个人一直认为小孩子一定要玩得够,在学中玩,在玩中学,才能培养更好的动手能力和思维能力。在春暖花

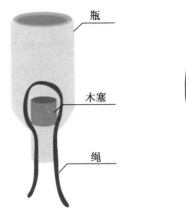

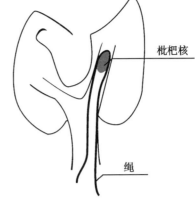

图 20-1　取热水木塞的示意图　　　　图 20-2　取枇杷核的示意图

开的周末,每当看到许多年轻父母陪小孩去文化宫、做家教、学奥数、听英语,心里真是不是滋味:能不能让孩子多吸收一点春天的阳光? 能不能让孩子多学到点自然知识?

　　临床医学是一门实践性极强的学科,做医生更需要实践。虽然好好实践,也不一定会成为一个好医生;但不好好实践,一定不会成为一个好医生!

二十　孩时小把戏,居然能救命!

二十一
"文件治病"的故事

信息技术的进步改变了世界,也改变了人们的生活方式和思维模式。当下,要说对老百姓生活影响最大的莫过于微信了。历数微信的种种优点,不得不承认,它极大地拉近了人与人之间的距离、方便了人们的生活,等等。这个故事就源自微信群的一次聊天,也是这个故事,引发了我关于医学人文的一些思索。

有一位朋友的父亲住院了,群里大家纷纷问候。老人是一位离休干部,现已有93岁高龄。可能因为与家人的一些观念分歧,老人闹情绪绝食,一闹就是一星期。考虑到患者年事已高,就送他住院了。入院后,无论医务人员和家人怎么做工作都做不通,老人就是拧着不肯进食。朋友急啊,在群聊中再三表示无奈。

我把这事搁进了心里,反复琢磨,这是我行医多年养成的习惯。老人是离休干部,是党培养多年的老革命!这一代人最大的特点是对党忠诚,对党的指示不折不扣地落实。灵感来了!

"你爸近期有没有在学习党的十八大文件?"我问。那段时间,党的十八大闭幕不久,举国上下正掀起学习十八大精神的热潮。

"他一辈子就是这样,学习党的文件都非常认真。十八大精神,他每天都在学习,在文件上、报纸上画了很多记号。"朋友回答。

"我有办法了!"我兴奋地说:"明天你拿着党的十八大文件去医院看他,就说如果再不好好吃饭,就没有办法学习党的文件了。"我出了这个"馊主意"。

"真的可以去试试!"面对朋友的半信半疑,我补充了一句。

过了两天,在微信上又问起了这事,朋友非常高兴,老人听了那句话,当即开始吃饭,不久就康复出院了。

无独有偶。我有一个同事,她爸爸也是老干部,有一次因为骨科手术卧床多日。为了防止褥疮发生，医生要求他尽早活动以利康复。但是他连翻身都不愿意，怎么劝也不听。一个偶然的机会我听说了这事，就去看望了他，叫他一定要听毛主席的话。我站在他床边，一边背诵毛主席语录"下定决心、不怕牺牲"，一边帮他翻身，老人非常积极地配合，问题迎刃而解。

一些老革命，特别是老干部，一生坚持学习党的文件，特别听毛主席的话，他们可以什么都没有，但不能停止学习，不能放下党报。这两个故事说明了什么？心理治疗要结合文化、因人而异！

汶川地震时曾经暴露过关于"心理干预"的问题。当时，许多心理工作者赶赴灾区开展心理救援，然而灾区老百姓却在流传着一句口头禅：一怕余震，二怕堰塞湖，三怕心理干预。问他们为什么怕心理干预？他们说，当地老百姓尤其是老人没有什么文化，加上很多都是少数民族，生活习惯差异、文化差异等诸多问题遇到经验缺乏、千篇一律的心理干预时，心理干预就成了心理干扰。灾难中暴露的这个问题，也值得我们医务人员深思。

心理治疗需要与文化结合，心理治疗需要与个性化！

"有时，去治愈；常常，去帮助；总是，去安慰"（"To cure sometimes；to relieve often；to comfort always."）特鲁多医生（Dr. Edward Livingston Trudeau）的墓志铭正说明了人文关怀在医学中的重要性。很多医生一生都在追求精湛的技术水平，试图做一个真正能"治愈"的人。然而却忽视了给患者以援助才是医学的经常性行为，其社会意义大大超过了"治愈"。如何学会安慰患者，怎样坚持去安慰患者？这是一个大课题，很见功力。

 小贴士

特鲁多医生

撒拉纳克湖是美国并不知名的一个地方，在这个静静的湖畔有一座坟墓。

100多年来，一拨又一拨世界各地的游客慕名前来，为了拜谒一位长眠于此的"无名"医生特鲁多博士，也为重温那则墓志铭："To cure sometimes；to relieve often；to comfort always." 流传极广的中文翻译非常简洁而富有哲理："有时，去治愈；常常，去帮助；总是，去安慰。"有时、常常、总是，像三个阶梯，一步步升华出三种为医的境界。

据维基百科记载，1848年，特鲁多（Edward Livingston Trudeau）出生于美国纽约的一个医学世家，20岁时进入哥伦比亚大学医学院学习。

1873 年，年轻的特鲁多医生罹患结核病，只身来到人烟稀少的撒拉纳克湖畔等待死亡。远离城市喧嚣的他沉醉在对过去美好生活的回忆中，间或上山走走，打打猎，过着悠闲的日子。渐渐的，他惊奇地发现自己的体力在恢复，不久居然顺利地完成了未完成的学业，获得了博士学位。于是，特鲁多继续回到城市里行医。奇怪的是，每当他在城里住上一段时间，结核病就会复发，而一旦回到撒拉纳克湖地区，又会恢复体力和激情。1876 年，特鲁多迁居到了荒野之地撒拉纳克湖畔。

　　1884 年，特鲁多用朋友捐赠的 400 多美元，创建了第一家专门的结核病疗养院——村舍疗养院，在 19 世纪末期的美国，走在了结核病治疗和研究领域的前沿。特鲁多成了美国首位分离出结核杆菌的人。他创办了一所"结核病大学"，他对病人生理和心理上的许多照料方法至今仍被沿用着。

　　1915 年，特鲁多死于结核病——毫无疑问，他比当时人们预计的要活得长得多。他被埋葬在撒拉纳克湖畔，墓碑上刻着的话，即他一辈子行医生涯的座右铭。

　　2015 年是特鲁多逝世 100 周年，谨以此文纪念。

二十二

它让我一生忐忑不安（一）

那是我心痛了20多年的一个悲剧，这个悲剧我一直想写出来，但还是犹豫多年，不知怎么写，虽然我在给大学生上课或各种场合中经常举这个例子，用于教育，但总是不敢写，怕伤及患者家人的心，今天终于下决心写下这例案例，希望对我们年轻医生有用，能更好服务于大众。

20多年前的一个夏季，急诊科日夜都是大量高热的病人，这些病人不是夏季的中暑之类，绝大多数都是病毒感染，宁波夏季有个流行高峰，高热大多要1周左右，加上夏季高温，病人受不了，都会到急诊科多次输液，占用了我们急诊的大多资源，一到晚上真是可怕，急诊室内三层外三层都是人，不想多述了。

一个高温天的下午，一位40岁左右的女性，因高热来急诊科就医，除发热外，有头痛、全身乏力，否认有其他不适，平素健康；检查发现患者体温高达40℃，常规体格检查没有异常发现，因为有头痛，还对神经系统做了全面的系统检查，病人的计算力、高级神经活动、颅神经、运动、病理征等都没有任何异常，然后开了点药让病人去输液，没有再去留意；第二天上午又来了，还是同样的表现，同样的症状，又完整地做了神经系统检查，继续输液治疗；到了第二天下午病人体温还是没有退，还是高热。陪来的人要求住院，从交谈中才得知她是宁波一家很有名学校的老师，她还是全国劳动模范。不知道是直觉还是潜意识在作用，总觉得这病人不是一般的发热，希望她再来一次，让我再看一下，经商量后，在家人的陪伴下，患者第三次来到急诊内科，经过检查，体温仍有40℃，胸腹等常规检查还是没有异常，但检查患者计算力时，让她计算100减7，还能得出，计算再减7，反应就很差了，神经系统检查病理征（脑有损伤的表现）也出现了可疑阳性，这轻微的异常表现，立即引起我的警觉，是高热造成脑损害？还是头颅有疾病，为了尽快明确诊断，马上安排了脑电图检查，结果脑电图发现有弥漫异常（提示有脑炎），这时才意识到，她不是一般的发热或病毒感染，很可能是流行性乙型脑炎，最后我请传染病医院医生会诊后，也考虑流行性乙型脑炎，转送传染病医院住院，结果是个重症流行性乙型脑炎。那年宁波流行性乙型脑炎病例不多，可我没想到的是，只有她没有被抢救回来，一个好好的家庭就这样破碎了，十分痛心！

她先生是一个单位的总工程师，当然对她的死亡，更是伤心不已，这是可以理解的，他就是想不通，为什么只有他爱人没有被抢救回来，想找到合理的解释，是不是我们诊断迟了，先生多次来找过我，问我们为什么不给她早点查脑电图，也询问了许多医生朋友，有人给他出谋划策去打官司。

大家知道，发高热时病人一定会有头痛，只要神经系统的体检没有异常是不可能去做脑电图的，否则每个发热的病人都要做脑电图，我想每个医院建20个脑电图室都不够，即使是流行性乙型脑炎，开始发热第1~2天，检查也不会有异常的，当然她先生是非常有礼貌的人，我也讲过有问题有想法可以探讨，如果打官司我也不会回避的。当年我只是个小医生，我知道是有好多他的医生朋友帮他的，但最后一直没有音讯，这件事让我一直忐忑不安，不是我怕打官司，而是一直在想为什么那年只有她没有被抢救回来？为什么现代医学至今还有没有办法攻克绝大多数病毒感染引起的传染病？有没有更好的办法在患者一来医院就把所有疾病诊断明确？如果这样，或许这么好的一位优秀教师就不会离开大家了！

当然要提醒刚踏上工作岗位的医生，如果没有在一天半内进行了3次的详细神经内科检查，没有做好认真记录，如果家人不那么理智，能逃过厄运吗？对每一个病人认真问好病史，做好详细全面的体格检查，并认真记录是每一个医生必须做好的最基本的工作，在我们的日常工作中，个别医生因为没有认真做好体格检查，没有认真做好记录而受的教训还不够多吗？我们做好这些不是为了逃避责任，更重要的是为了更好地服务于病人！

任何一个医生，一辈子都有很多值得回忆的美事，也有很多让你一辈忐忑不安的事，直到你自己走到生命尽头都无法解决的问题，这就是医生的喜和悲！

做医生常能感到从医之美，但还有很多事会让你忐忑不安一生，医学大师张孝骞的座右铭是"戒、慎、恐、惧"，他一再教导他的学生要谦虚谨慎，实事求是，不主观，也不气馁，随时发现错误，承认错误，修正错误，变错误为正确，变认识的片面为接近全面。随着从医生涯的延长，我对大师的座右铭有了更深的理解。

二十三

它让我一生忐忑不安（二）

　　任何一个医生，从医生涯都会遇到一些生命猝不及防地离去，留下满腹疑问。空闲时，常会回想那一幕幕，反复揣摩也不得其解，因为答案或真相已随生命一同离去，留下一生的遗憾与忐忑，这便是这个职业附赠的"礼物"。

　　20年前冬天的一个上午，一位校友的岳父因心悸来急诊科，一到医院还没有等医生问清病史，就出现心搏骤停。时间就是生命，不容有半点耽搁，我立即让患者平躺，进行心外按压、心脏除颤、开放气道、气管插管、开通静脉通路……抢救有条不紊地进行。经过近1个小时的抢救，病人终于恢复了心跳呼吸。那天气温很低，参与抢救的同志们个个满头大汗。身体虽累，内心却是满满的职业成就感和幸福感。

　　抢救成功后，病人被送进了急诊病房的监护室。到下午3点多，病情依然不稳定。经过反复讨论，我们决定给病人插导管，监测病人的血流动力学，以便得到更准确的数据，找到治疗最有效的途径，让他尽早好转。

　　考虑到气温较低，确定病人肢体温度正常后，又慎重地给病人加了一条被子，减少操作时的寒冷对他的刺激。插管开始，局部消毒（当时消毒液是75%酒精）……就在这时，令人意想不到的事情发生了，病人再次出现心搏骤停。我们全力以赴进行了2小时的抢救，依然没能挽回他的生命。一天的努力，化为泡影。他还是离开了，我们心情也是无比沮丧、困惑、痛苦。

　　这20年来，我常常会回想起这件事，反复问自己，问题究竟出在了哪里？是当时的治疗决定不够保守，还是病人本身的病情所致？如果是治疗不够保守，那么是不是当时不插导管，他就会逃过一劫？是不是酒精刺激引发的心搏骤停？假如是其本身病情所致，那么，病情的真相又是什么？这些问题每每想起，都会让我无比忐忑。很多次，我试图安慰自己：也许就是病情无可挽回，再多的努力也无法改变这个结局。但这样的"自我安慰"并没能阻止这些问题

063

在我心里盘旋了整整 20 年，没有答案，只有忐忑，以及永远无法忘却的深深地心痛与遗憾。

我想每一个医生都会有这样的经历，在他的职业生涯里，再多的赞誉、成绩都容易忘记，独独这样的病例，一辈子都会放在心里，默默地咀嚼其中消极负面的滋味。在面对关乎生命的任何一个看似微不足道的抉择时，因为怀着对生命的虔诚和敬畏，因为懂得医学的局限和太多的未知，如履薄冰却没有退路。学会如何选择准确的时机做合适的治疗，学会在无解的遗憾里懂得生命的珍贵，学会在无奈的忐忑里放下并继续战斗，这就是"医生"。

医生的心要有多大，才能背负着那么多的忐忑、遗憾，而又义无反顾地走下去？

二十四
它让我一生忐忑不安（三）

《急诊医师值班日志》写到今天，许多篇幅里，我都在感谢我那颗强大的心，陪我一路感受从医之坎坷、之艰辛、之委屈、之种种艰难。当然，还有痛苦！今天的这则故事带给我的痛苦，也足够让我一生忐忑。

那是1983年的一个秋天，我刚从大学毕业，留在温州医学院附属医院工作。工作不到3个月时间，医院就安排我开始单独在急诊科值班。尽管当医学生的那几年非常勤勉，但真正需要独当一面，尤其在急诊一线独当一面时，那种心慌甚至和恐惧不相上下。我把厚厚的一摞教科书放在办公室隔壁的房间里，仿佛它们是我触手可及的救兵，是我无畏冲锋的后盾。

那天下午接诊了一个患者，18岁的女孩，大概170cm高，长得特别可爱，而且是我大学恩师的亲属。不知何因，口服过量安眠药自杀。我们立即给予洗胃、输液，监测生命体征。

其实，口服安眠药自杀，抢救及时一般不会有生命危险。等抢救结束后，回到办公室，我与实习生分析了患者的情况、治疗原则，同时提醒：地西泮是比较安全的药物，过量服用只要抢救及时一般不会有严重后果，除非有慢性疾病或出现其他意外。需要特别注意的是，地西泮如与某某药一起服用，两个药物联合作用会产生极大影响。

但我万万没想到，这个实习生再次去抢救室看望这个患者时，出于安慰，随口说了一句：我们老师说，地西泮没事，除非与某某药一起吃。我得知此事，意识到其中隐患，狠狠批评了实习生，同时马上赶到抢救室，跟患者说此事"子虚乌有"。次日，患者康复出院。

故事到此，本该结束了……若是到此结束了，该是多么幸运的事情。然而……

我这辈子都不会忘记那一天，这个花季少女再一次躺在了抢救室，这一次,任由亲属撕心裂肺地呼喊,她毫无血色、毫无反应、毫无生命迹象。当得知她真的同时服下了地西泮和某某药,那一刻我意识到,我那天心里隐隐的不安真的成了无法挽回的现实,我所有的思维瞬间凝固,脑子里只不断重复着四个字:我是罪犯! 我是罪犯……我如何去面对这个溘然离世的生命? 如何面对她的亲人——我的大学恩师?

尽管我的老师反复劝慰:就算不知道这两种药物协同作用,她一心求死,也会采取其他办法。但那一刻的内疚、自责,那一刻面对生命离去的无助无力,我一辈子都不会忘记! 30多年了,每每遇到自杀患者,这件事就会再一次闯进我的脑海,拷问我的灵魂。30多年了,每每给学生上课讲起这个病例,不管学生如何追问,这个药的名字死死烂在了我的嘴里。我发誓,这辈子,我都不会再提及。

医生的心到底得有多大,才能装得下从医路上如此之多的艰难复杂,和人世间如此之多的酸甜苦辣?

笔者语:《它让我一生忐忑》系列按原计划已陆续与大家见面,故事虽有些久远了,但那些遗憾和心痛注定伴随一生。这个系列成文前,我犹豫过很久,毕竟自揭"伤疤",况且这些"伤疤"随着行医时间越久、感悟越深,越会在内心反复品味其中苦涩、无奈、苦痛。我最终还是鼓起勇气下笔,因为我告诉自己,我是一个医生。医学是一门有太多未知的学科,又是一个与生命息息相关的学科,它的发展迫切依赖医者的探索和成长,但代价常常无法预知,有时甚至过于沉重。也借此与后辈同行共勉:身着白衣,更要学会痛着警醒,因为生命只有一次。

向生命致敬!

"支气管扩张"是"病"还是"症"?

这是一个非常专业的问题,我没有想过要挑战国际上早已定论的关于支气管扩张的定义,但我个人认为这是一个值得思考的问题。我的想法,基于这样一例病例。

20 世纪 90 年代初,一位来自浙江舟山海岛的中年妇女,因反复咯血来宁波就诊。该患者被诊断为支气管扩张已有多年,深受其苦。那次再发,特地赶来宁波,希望得到彻底的治疗。

我们都知道,支气管扩张有三大典型的症状:慢性咳嗽、大量脓痰和反复咯血。对出现咯血的支气管扩张患者,治疗主要有三种方法:药物治疗、支气管动脉介入治疗及手术切除。其中,手术切除对于局部小范围的支气管破坏或扩张造成的反复咯血患者效果最佳,基本可以彻底治愈。

面对患者的迫切需要,医生给她安排了支气管造影,结果确定其为局部小范围的支气管扩张,符合手术要求。手术由著名的胸外科医生主刀。但谁都没有想到,术后竟然发现该患者是一例由于结核病引起的支气管扩张(图 25-1),手术最终造成了患者结核病的全身扩散。该患者先后用了 5 万多元钱,最后痊愈出院。大家可能对 5 万多元钱感到没有什么,可那是 20 世纪初,我记得我那时工资才 79 元,当时谁如果有 1 万元,那是

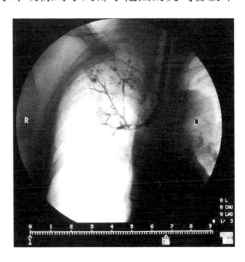

图 25-1 支气管气囊导管造影显示结核引起的支气管扩张

不得了的，是公众崇拜的对象，当时有个非常流行的称谓叫"万元户"，该患者的丈夫是一个捕鱼高手，而且主要是捕黄鱼，那时黄鱼价格飞涨，挣了不少钱，否则谁能支付得起这么高额的医疗费用啊？

主刀医生是一位受人尊敬的前辈，我没有任何诋毁之意。经验的累积和专业的发展，除了不断学习、摸索，很多时候不可避免需要错误来做铺垫，医生的成长和医学的进步更是如此。现在就事论事地回顾这个病例，既然手术是一致公认的最好的解决办法，那么这个出人意料的结果是什么原因造成的？是否由于对支气管扩张的认识禁锢了医生的临床思维？

再回过头来看看支气管扩张的定义。支气管扩张是由于支气管及其周围肺组织慢性化脓性炎症和纤维化，使支气管壁的肌肉和弹性组织破坏，导致支气管变形及持久扩张。也就是说，支气管扩张这一概念是对支气管形态学上改变的描述，是各种不同原因造成的支气管的局部改变，所以更应该是一个结果，最多是个综合征，而不是一种疾病。至少我是这样认为的。

中国医学关于"症"和"病"有明确的区分。"症"是"病"的表象，而"病"则是基于"症"和其他原因的专业的综合判断及定论。我们常常觉得能"对症下药"的医生是良医，细细琢磨，"对病施治"才算完美，因为"对症"是治标，"对病"才是治本。基于对"症"和"病"的理解，结合本例，如果认定支气管扩张是"症"，是一个由多种原因引发的结果，那么循着这个思路，医生就会去寻找病因，发现真凶，不至于多走弯路。

支气管扩张是"病"还是"症"？我想要的已不是这个问题的答案，而是要提醒自己和同行，尤其是年轻的医生们，如果把支气管扩张当一个结果，那么任何结果都有原因。世界上没有无缘无故的爱，也没有无缘无故的恨，如果每个临床医师有这个思路，就会去找病因，或许我们日记中的主人公不会受这个苦，也不会花这5万多元钱，因为有了这种思维，我自己一生受益匪浅。

支气管扩张是一个结果，不是一种病，大家会同意我的想法吗？

二十六
急诊科的冬夜

深冬,感觉整个人都变得慵懒了,或许是天气太冷的原因,开始不愿意出门,一到晚上,就窝在屋里,人们都刻意躲避着有关冬日的一切信息。

冬夜的急诊室里,恰是另外一片景色,危重病人明显增多,灯光通明,一点不会感受到外面世界的天寒地冻。

后半夜的急诊,病人少了,寒冷的气息似乎干扰着这个空间的一切,连星星都打着寒战。室外寒风裹挟着枯残的落叶,席卷着天地间的苍凉气息,让人顿生落寞,莫名地,就感觉一股寒意从头凉到脚,继而侵入骨髓。

每当冬夜到来,我就会想起年轻时在急诊上夜班那种美好的事儿。

窗户上因为夜里的寒冷形成了一层霜花,霜花以一个中心向四周肆意放射开去,伸展出形态迥异的枝丫,仿佛是一朵花镶嵌在玻璃上。我忍不住用手去摸,于是霜花在手温的抚摸中就残缺了,有时我还会用手指在上面写字,用指甲划出一幅画的模样。

冬天里的月亮在雪地上反射出清冷的光,照在路上,如白昼一样。

赶上月圆时,月亮很早就升到了空中,照得雪地透亮,驱走了黑暗。

那个年代,南方的急诊室没有空调,没有暖气,后半夜冻得实在不行时,我就披上蓝色厚厚的棉大衣,黑暗中,踩着大雪,找到木工间,捡些残枝碎木,从锅炉间门外的雪堆中扒出一些煤块,手冻得阵阵发痛,鼻涕一流出就会凝固,还是带着"丰收"的喜悦,满心喜欢回到急诊室。

护士们一看到我回来,就立即拿来一些酒精,撒在残木上,加上乌黑结冰的煤块,火苗不停地向上窜,大家像一家人似的,围在火炉旁,脸烧得通红通红,露出幸福的笑脸,笑得灿烂,笑得纯朴。

可惜屋子里温度升上来,霜花就彻底消失了,只留下我划过的痕迹依稀存在。

每当轮到上后夜班,伙伴们就会从家里带来番薯、土豆和芋艿,在煤炉前不断地翻烤,有时等不及了,就早早拿起,双手捧着外面滚烫里面还没有熟透的烤番薯,吃了起来,嘴巴双手粘满了烤薯皮烧焦的黑炭,笑声充满了小小的急诊室。

　　还记得当年的帅哥,现在内分泌大主任,特有创意,拿来结婚还未用过的高压锅,放入生板栗,加上少许糖,在煤炉上翻炒,随着锅里的爆裂声,屋内也充满了笑声。

　　每当遇到老同事都会回忆那段艰苦而美好时光,昨天与当时在我科工作、现在在美国做房地产的夏女士微信聊天,她还深深记得在一起工作的美好青春岁月。

　　多么怀念那时急诊科冬夜的夜班,怀念蓝大棉衣、煤炉、烤番薯和用高压锅炒的糖炒板栗!

二十七
高血压:"原发性"="查不清"

本书第二十五章("支气管扩张"是"病"还是"症"?)引发了对一种疾病诊断处理的思考,其实还有许多疾病有类似的问题,特别是原发性XX疾病之类,值得我们医师思考,更要把这些知识传递给公众。我想从大家再也熟悉不过的高血压谈起,下面就是一典型的案例。

那是一位台商,女性。由于过去时间有点久了,我已记不清她准确的年龄,大概是45岁。因为病人血压很高,当时心血管内科没有床,就收到急诊病房。正是由于医患之间因一些理念不同产生过分歧,曾经有点不愉快,所以记忆特深。

收入病房后,当然首先要控制血压,把病人的血压降下来,这没有任何问题。但在急诊病房,我要求医生必须认真查一下病人高血压的原因,不能只给降压药了事,特别是血压波动较大的病人,即使以前没有发现,仍要好好查查病人,因为可能会有新的发现。事实也证明,这种思维方式是正确的。

入院后需与病人交代病情,以便进一步诊断与治疗计划。然而就在交谈中,分歧就出现了。

"您有高血压多年了,虽然以前没有什么异常发现,但高血压最好查一下病因,万一病因查清了,可以彻底治疗,就不需要终身吃药了"。

"我在中国台湾地区和上海多次诊治,诊断原发性高血压明确,没有必要再检查了。"她回答说。

"我承认之前的很多医院诊断是没有问题,但现在血压波动较大,我们想还是查一下为好"。我解释道。

"难道你们比上海那些大医院水平高?"她说话有点不太客气。

"当然我们承认上海一定比我们水平高,但我们觉得目前这样的考虑和做法是对的,希望您能考虑"。我还是坚持自己的想法。

"你们要查哪些？"

"至少一些与血压升高相关激素的水平要查一下，最好做个CT，查一下肾上腺有没有增大"。

"CT以前我们查过了，没有问题，你们再查是不是有点过度服务？"

"是的，我知道您查过。有个别病人开始肾上腺不大，但几年后随访发现有增大，结果是肾上腺内分泌瘤引起的高血压"。我依然耐心解释。

"你们这样查是不是一定能查清原因？"

"当然不一定了，我们只能努力做得更好一点"。

"你们老是乱查，特别是CT，我不想查，只要你们把血压给我控制了就行"。她有点愤怒地离开了。第一次谈话就这样不欢而散了。

过了两天，我又重提最好还是查一下。

"那你们就查吧"。她不太情愿地回答道。

又过了两天，病人的CT结果来了，内分泌的结果也出来了，让我们科室同道兴奋的是，该患者确实是肾上腺瘤引起的高血压。这下可以彻底治愈她的高血压了！

当我把检查结果告诉她时，她不敢相信这是真的。当我们再次明确地告诉她，病因是由肾上腺瘤引起的，通过做手术可以治愈长期困扰她的高血压，她高兴得不得了，双手一托，顺势坐到我的办公桌上，双手鼓掌，连称"那太好了！"这时候她多像一个可爱的小姑娘，欣喜纯真的样子让人难忘！

 思　考

首先，我们再来温习一下什么是高血压病。高血压病又称原发性高血压或特发性高血压，系指排除一切已知原因，而以高血压为主要特征，伴有血管、心、脑、肾等器官生理、病理性改变的全身性疾病。高血压病的诊断以高血压为基础，根据病因的不同，分为原发性、继发性两种，前者称为高血压病；后者称为继发性高血压，又名症状性高血压，其中原发性约占88.9%，继发性占11.1%。

启示一：原发性高血压是排除已知原因的高血压，那我理解为查不出病因的高血压，对吗？

启示二：开始或早期查不出原因，以后随访中需不需要再查？这样算不算过度服务？

启示三：全球做了那么多的高血压循证医学，有没有问题？拿查不出原因的高血压病人做对照组，可比性有问题吗？那些入组的病例有没有好好查过病因？如果没有好好查过病因,那得出结论的可靠性是不是需要反思和深思？

　　启示四:现在研究高血压病因的人极少,为什么？有没有经济和功利在作怪？

　　这些不值得深思吗？

　　所谓的原发性疾病是查不清疾病原因的或在目前条件下是没办法查清的,你同意吗？

二十八

道高还是魔高

　　"道高一尺，魔高一丈"是一句道教语，为道家告诫信徒警惕外界诱惑之语。不知什么时候曾被改为"魔高一尺，道高一丈"。我在这里对此问题不想作深入讨论，但有时在急诊或抢救病人时也有"道"与"魔"的较量。

　　那是在几年前春天的一个下午。一位大学教授，年龄才40多岁，因突发心悸胸闷，由学生送来急诊。病人在大学上课时突感胸闷，不能站立，晕倒在讲台上，没有明显呕吐、抽搐等。在送医院途中，自诉胸闷心悸，阵发性发作，脸色特难看，症状轻微时能交流，平素身体健康，无高血压、糖尿病等其他病史。接诊护士立即给病人吸氧、接心电监护、体外除颤起搏器，开通静脉通道。

　　入院后医生发现患者四肢软，肌力差，心率增快伴心律失常，有阵发性心动过速、过早搏动、心房颤动、心室扑动或颤动等，各种类型致命性心律失常都有，情况十分危急，还曾一度出现意识障碍、心跳停止，立即进行复苏。复苏后，病人情况极不稳定，心电图检查除发现有上述各种心律失常外，还有严重的低血钾表现，立即抽血检查血电解质、大生化及心肌酶谱等，同时补钾、应用抗心律失常药物等治疗。半小时后，化验结果出来，有严重低血钾，血钾仅有1.8mmol/L（正常3.5~5.5mmol/L）。血钾高低对每个人来说都非常重要，过高和过低都会引起心律失常，心脏停搏死亡。此病人1.8mmol/L的血钾随时可能致其再次心跳停止。

　　血钾过高过低都很危险，随时可能出现心搏骤停。大家或许在特工电影里看到过，静脉内直接注射氯化钾杀人，有的国家对死刑犯施行静脉内推注氯化钾方法，这些都是通过造成人为性高血钾，以达到杀人的目的。低血钾多由疾病引起，例如进食不够、反复呕吐、严重腹泻、肾小管病变或利尿剂用量过多等，但该病人都没有这种病史。入院后，我们积极补钾、密切监测病人的血钾及生命体征。

经过两天的治疗,病人的情况没有明显好转,血钾虽有一点点提高,但仍然非常低,病人的症状没有根本改善。入院后虽然没有再次发生心搏骤停,但各种可能致命的危险心律失常还是不断发生。主管医师及值班医生日夜紧张,生怕病人随时发生意外,病人心电监护仪屏幕上显示的心律在不断改变。随着监护仪上数字的变化,医生的心率也在不断地改变,让我们纠结,也让我们胸闷,甚至有时让我们窒息,生怕病人的心搏发生骤停,怕这样一位年轻帅气的教授发生意外。

经过入院后的检查,病人除血钾低外,再无发现其他异常。入院后没有吐泻,化验单不断刷新,想从中发现问题,以便及时治疗。内分泌正常、尿化验正常、肾功能正常,有可能引起严重低血钾的病因被一一除外,不但病人的生命让我们担忧,引起低血钾的病因没有找到也让我们纠结。如果找不到病因,可能危险会持续存在,我们无法面对信任我们的病人,也无法面对自己的内心。这让我们感到从未有的恐惧,感到有点束手无策。

作为一位大学教授,病人似乎非常淡定,对几天来的结果没有丝毫的责怪。这位教授这么理解我们,让我们在恐惧中感到一点温暖,内心感到这位教授真好! 说实在的,一般情况下,医生应对教授不是件容易的事(应对医务人员也不容易),大多教授会不断地问个究竟,特别是当医师查不出病因时,更会问到底怎么办? 问题总要解决。随着诊治时间越来越长,这个问题亦越来越强烈,可总是找不到解决的方法。

焦急不能解决问题。我就经常到床边关心这位教授,并和他聊天。一次,我们聊到大学工作是否繁忙、担任什么课目等。

"我是化学系老师",他回答说。

我说:"我在读中学时特别喜欢化学"。

聊着聊着,突然在我脑海出现了一种想法:他是化学系老师,病人低血钾会不会与做实验有关?

"你最近有没有做什么特别的化学实验"。我又问。

"我现在只教理论课,实验课由年轻教师担任"。他回答说。

想想也是。但低血钾的问题还在困扰着我们。最后查阅了资料,在化救通软件中发现这么一段话:

金属钡几乎没有毒性。钡化合物的毒性与其溶解度有关。可溶性钡化合物如氯化钡、硝酸钡、醋酸钡等有剧毒。碳酸钡虽不溶于水,但食入后与胃酸反应后可变成氯化钡而有毒。不溶性钡盐如硫酸钡无毒。

钡中毒时,可能由于钙的转移,使细胞膜的通透性增加,大量钾离子进入细胞内,导致血清钾降低而出现低钾血症。

此时，我们方才怀疑这位教化学的教授有服用钡剂的可能，有隐瞒病史的可能。遂立即抽血化验，最后查明病人的血中钡离子浓度严重超标。

应对高智商的病人，需特别注意细节，哪怕一点蛛丝马迹。这算不算是"道"与"魔"的较量？如果是"魔"高，那我们会承担怎样的后果？

二十九
诡异的胸闷气促（一）

对于一个急诊科医师来说，处理胸闷气促的病人是再经常不过的事，但遇到很悬、感到很迷惑的案例，不及时识破真相，会让你束手无策。

大概是 10 多年前了吧？真的很久了，有些记不清了。

记得那天上午，一个 20 岁出头的小伙子胸闷气促个把小时，来医院急诊。他回忆，早晨上班去时还好好的，开工 2~3 个小时后，好好的一个人就莫名其妙出现口周发麻、口唇青紫、呼吸急促、胸闷，继而出现口吐大量粉红色泡沫样痰。当时体检，患者较烦躁，呼吸急促，血压偏高，心率快，两肺可闻及广泛湿啰音（图 29-1），其他都还正常。这是很典型的急性左心衰表现。我想，任何一个急诊科医生都会这么考虑。

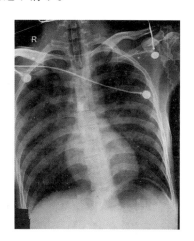

图 29-1 入院时胸片

给予吸氧、强心、利尿及减轻心脏负荷等初步治疗后，考虑症状较重，加上急性左心衰比较凶险，患者被收住入重症监护病房。

经过一系列处理后，患者情况进一步恶化，心跳呼吸越来越快，口腔内仍然有大量的粉红色泡沫样痰，两肺湿啰音越来越多。很快，患者因严重缺氧变得意识不清。立即改用气管插管、呼吸机辅助呼吸治疗。

经过一天的抢救，病人的神志清醒了，脸色变得红润了，病人缺氧情况明显改善，实验室指标都有了明显的好转，复查了床边胸片好转（图 29-2），大家松了口气。

因患者比较年轻，家人当然比较心急，经同城的几家的三甲医院的心内科、ICU 多个主任会诊，认为症状典型，且按照心肌炎治疗有一定效果，故而对急性心肌炎、急性心功能不全的诊断没有任何异议。

数日后，患者呼吸机撤离。令人不解的是，虽脱离危险，但症状迟迟没有收尾的意思，甚至还反复出现寒战、高热、气促。各项炎症指标、心脏超声检查、病毒学相关检查却又正常。是否会是使用呼吸机后引起的肺部感染？寄希望于药物和时间。

然而，1个月过去了，2个月过去了……

该用的药都用了，该查的都查了，该想的办法都想了，仍然没有根本好转。

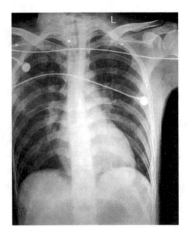

图 29-2　胸片（治疗后）

时间在一天一天过去，疑问一直困扰着医务人员，感到越来越迷惑，越来越想不明白，一个年轻的心肌炎患者症状本该早就可以控制，怎么会几个月都没有好转，有这样的心肌炎吗？

正当大家都百思不得其解的时候，转机出现了！主管医师偶然注意到，患者在一家电池厂工作！难道是职业病？！这个疑问激发了大家一定要探究真相、给患者和家属一个交代的信念。

重新又详细询问患者的病史，捕捉到几个敏感的信息：患者是个冲床工，发病前无异常，上班后几小时出现症状。这些信息令大家有些兴奋，为探究竟，到工作现场进行实地调查，结果发现患者所从事的工作是冲床操作，主要负责镍镉棒生产，这个过程中作业环境内可能会产生镉"蒸气"，人体过量吸入后，容易出现极似急性心肌炎的急性镉中毒表现。再回头仔细对照急性镉中毒诊断标准，恍然大悟！难怪3个月的治疗患者症状迟迟不见好转，始作俑者就是患者血液内严重超标的镉浓度。

在以前的日志中我写过，当诊断不明时，一定不要忘记中毒的可能。在此我再补一句，如果诊断不明不要忘记详细询问职业与生活史。

遇到这样诡异的胸闷气促你会犯事吗？

病人的职业史重要吗？每一个病人来院，你有没有关注病人的职业史？

附：职业性镉中毒的国家标准[职业性镉中毒诊断标准(GBZ17-2002)]

3 诊断原则

根据短时间高浓度或长期密切的职业接触史,分别以呼吸系统或肾脏损害为主的临床表现和尿镉测定,参考现场卫生学调查资料,经鉴别诊断排除其他类似疾病后,可作出急性或慢性镉中毒的诊断。

4 观察对象

尿镉测定连续两次在 5μmol/mol 肌酐(5μg/g 肌酐)以上,尚无慢性镉中毒的临床表现。

5 诊断及分级标准

5.1 慢性镉中毒

5.1.1 慢性轻度中毒

除尿镉增高外,可有头晕、乏力、嗅觉障碍、腰背及肢体痛等症状,实验室检查发现有以下任何一项改变时,可诊断为慢性轻度镉中毒。

a) 尿 β2-微球蛋白含量在 9.6μmol/mol 肌酐(1000μg/g 肌酐)以上;

b) 尿视黄醇结合蛋白含量在 5.1μmol/mol 肌酐(1000μg/g 肌酐)以上。

5.1.2 慢性重度中毒

除慢性轻度中毒的表现外,出现慢性肾功能不全,可伴有骨质疏松症、骨质软化症。

5.2 急性镉中毒

5.2.1 急性轻度中毒

短时间内吸入高浓度氧化镉烟尘,在数小时或 1 天后出现咳嗽、咳痰、胸闷等,两肺呼吸音粗糙,或可有散在的干、湿啰音,胸部 X 射线表现为肺纹理增多、增粗、延伸,符合急性气管-支气管炎或急性支气管周围炎。

5.2.2 急性中度中毒

具有下列表现之一者:

a) 急性肺炎;

b) 急性间质性肺水肿。

5.2.3 急性重度中毒

具有下列表现之一者:

a) 急性肺泡性肺水肿;

b) 急性呼吸窘迫综合征。

6 处理原则

6.1 治疗原则

6.1.1　慢性中毒

以对症支持治疗为主。

6.1.2　急性中毒

应迅速脱离现场，保持安静及卧床休息。急救原则与内科相同，视病情需要早期给予短程大剂量糖皮质激素。

6.2　其他处理

6.2.1　观察对象

应予密切观察，每年复查一次。

三十

诡异的胸闷气促（二）

看了上一章后，大家可能会觉得有点悬。下面这例同样是胸闷气促，更悬。如果按常规思维去处理，可能会造成不可想象的后果。

那是 4 年前春天的一个上午，宁波某县（市）区人民医院急诊科来了一位突发胸闷气促的男性患者。患者 40 岁出头，平素体健，早上准备出门上班时，突然出现胸闷气促，无法平卧。被家人急送医院后，胸闷气促的症状更加明显，同时剧烈咳嗽，不时有粉红色泡沫样痰咳出。这阵势，可把家属吓坏了，医生更是丝毫不敢怠慢，立即给予吸氧，接上心电、血压及皮肤氧饱和度等监护设备。体检发现心率快、血压偏高、缺氧明显（皮氧饱和度 90% 左右），听诊两肺满布湿啰音，部分有大气道痰鸣音，其他检查如神经系统检查无异常。对于这样一位患者，任何首诊医师都会首先考虑急性心力衰竭可能。马上给予降血压、利尿及扩血管等抗心力衰竭药物治疗，同时安排急诊胸部 X 线片、心肌酶谱及心电图等一系列检查。

诊断治疗才刚开始，急诊室突然涌进来医院的几位领导。急诊医生这才知道，眼前这位患者是当地颇具影响力的规划局局长。随后，当地不少政府机关的领导也陆续到场，大家都非常关心患者的病情。院方安排了本院心内科等专家会诊，为慎重起见，院方又请了宁波市的专家会诊。各方会诊结果一致，专家们认为，患者胸部 X 片表现为两肺水肿，心肌酶谱有明显升高，结合起病急、胸闷气促、咳粉红色泡沫样痰及体检结果，符合急性心力衰竭的所有要素。鉴于该患者平素体格健康，发病前也无感冒发热情况，考虑为急性或突发性心肌炎所致。

诊断明确，治疗方案也清晰，那么，就是时间问题了。

说来也凑巧。那天被请的专家里，有两位因其他事情耽搁，没有赶上当时的会诊，晚到了。一位是该院 ICU 的孙主任，一位是我。我与孙主任碰面后，重新询问了病史，详细进行了体格检查并阅读了所有的检查结果，诊断倒也不认为有什么问题，患者的起病方式、临床表现及检查结果确实均指向该诊断。可我总感觉缺少些什么。我想起我的大学老师钱元诚教授曾在课堂上强调过，诊断心肌炎必须有炎症的证据，也就是说至少病前有个炎症过程，或病前有发热感冒等病毒感染表现，实验室有血沉加快等炎症佐证依据。但从这位患者身上，无上述证据的任何线索。

经过慎重考虑，孙主任提出要做一个头颅CT，我表示同意。说实话，当时患者没有任何神经系统表现，做头颅CT的想法，我底气也不是很足，可感觉还是要查一下。

检查结果令所有人大吃一惊，CT发现蛛网膜下腔有大量出血（脑出血的一种），是脑血管瘤破裂所致。我们紧急在患者脑血管内放置了白金支架（一种治疗脑血管瘤破裂出血的器材，白金做的）。很快，患者完全康复出院。

这么"诡异"的胸闷气促的病例，带给我们很多思考，就把这些问题留给读者您吧！

 思　考

> 1. 蛛网膜下腔出血患者几乎都有头痛、呕吐表现，神经系统检查有颈项抵抗（也就是说头不能向颈部弯曲），该患者为什么没有？如果缺乏这些表现，作为医生，您会不会考虑到做CT？如果做了，没有异常发现，是不是属过度检查？这些问题值得思考。
>
> 2. 一位胸闷气促急性起病的患者，您会想到有脑血管疾病可能吗？除此之外，还需要排除其他什么疾病呢？
>
> 3. 急性心肌炎的诊断还需要注意哪些？

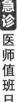

三十一

诡异的胸闷气促(三)

前两篇关于胸闷气促的病例,启示有二:病例 29 是因为知识面的不足,或病史问得不细,以致造成误诊几个月;而病例 30 更难,对于一个胸闷的病人,没有头痛呕吐怎会去检查似乎完全没有关联的头颅 CT? 险些与正确答案失之交臂。本篇想谈的一例多次与正确答案失之交臂,引发我们深深的思考,也是让人深深遗憾的病例!

那是一个偶然的机会,我在医院一个走廊里见到自己的一位好友,相互打了招呼。

"你好,宗医师。"

"你好,今天怎么在医院里?"

"我来做心脏彩超检查。"

"为什么啊?"我又问道。

"最近 1 年多我身体一直不太好,已多次住院,最近有胸闷气促,住到心血管内科,医师想叫我查一下心脏有没有问题,明天准备做心脏血管造影。"

出于朋友的友情,我陪她去了心血管病房,一是想和她主管医师打一下招呼,另外想到她的病房去了解一下检查情况。

与主管医师打过招呼后,一边阅读病历上的资料,一边与她聊了起来。

"最近 1 年,我是第 4 次住院,开始老是有点恶心呕吐,胃老是不好。"

"住在我们医院? 为什么不来找我?"我问,因为以前都会来找我。

"我女儿结婚了,女婿也是医生,前三次住在他的医院(也是同城一家三甲医院)"。

"到底是怎么回事?"

"我女婿是风湿科医师。我大概 1 年多前老是感到恶心,有时有呕吐,就住到他病房去了。经过检查没有什么发现,输点液就出院了,但回家后一直没有完全好,出院3个月后症状还是很明显,又住到他们医院消化科,经检查发现有胃息肉,在胃镜做了息肉摘除术,想到终于查清了病因,高兴回家了……"她详详细细介绍起自己的病情。

"但没有想到还是没有解决问题,一直有恶心呕吐,一直在吃胃药,后面因为症状明显又住院一次,也不了了之。"她继续说。

我一边听她病情介绍,一边查看这次入院后的检查结果。

"最近感到胸闷,有点气促,想想心血管科你们医院比较好,所以来专家门诊,医师叫我住院,所以住进来了"。

她入院才两天,常规检查没有发现明显异常,只是血钠有点低,这引起了我的警觉,又仔细查看了她前三次住院检查记录,都有低钠血症。作为一位医师应该知道,血里面的钠低会有恶心呕吐表现,严重时会有胸闷气促,难道是低钠血症惹的祸? 我暗暗思忖。

前三次住院做了不少检查,胸部平片拍了两次都正常的,想想还是做个胸部CT吧,主管医师有点疑惑,但最后还是开了CT检查。

没想到,那天下午,她女儿(当时怀着6个月的身孕)非常伤心地哭着来找我说,主管医师说检查结果非常不好,是肺癌,可能是晚期了……我听到这一消息也是大吃一惊,一边安慰她女儿不要着急,一边马上去查看了她的CT片,原来是纵隔型肺癌,已是比较晚期了,压迫了心脏及大血管,所以出现胸闷气促。原来是肺癌惹的祸,发现太迟了,真让人心痛!

大家读到这里肯定会问,为什么? 疾病经过要怎么解释? 大家要知道:肺癌的瘤体会分泌一种物质,其会引起血中钠的下降,轻时表现恶心呕吐,重者表现为胸闷气促,而肺癌早期可以没有肺部疾病的表现,也就是说,没有咳嗽咳痰或痰血等表现,而本例肺癌部位比较特殊,长在纵隔,胸部平片早期是很难发现的。她一年多前的表现就是肺癌的肺外表现——低钠血症引起的。

让我们深思的是:

如果出现恶心呕吐,没有其他表现,你会想到是肺癌吗?

发现病人有低钠血症,胸片检查"正常",您想到会做胸部CT吗?

三十二
诡异的胸闷气促（四）

之前三篇胸闷气促的发现与诊断，兴许有些"巧合"，而这些"巧合"的背后，实则是对医生两种能力的考验，一是对疾病的理解能力，二是职业所必需的敏锐的观察能力。这两种能力的培养，一方面需要经验，更多的只是需要你用心。

我想，这个故事值得分享。

那晚，我值二线班。心血管病房有重病人需要急会诊，接到电话时，已近凌晨2点，我匆忙奔向心血管内科病房而去。

昏暗的夜灯下，狭窄的过道里加满了床。我匆匆经过一张病床时，无意瞥见监护仪上显示的一个数字——皮肤氧饱和度92%。我的脚步没停，却下意识地扭头望了一眼，这是一位50岁左右的女性患者，吸着氧……忙完重病人的会诊，方才那一幕再次跃入脑海。我轻手轻脚走到她身边，目光紧紧盯着病人的监护仪上的指标站了会儿，很奇怪，心率正常、血压正常，约100/70mmHg，但皮肤氧饱和度一直91%~92%。她轻声告诉我，因为胸闷轻度气促入院的，心电图及胸部CT均未发现异常，明早准备做冠状动脉造影。

这种情况下，我显然是不太适合在那里"多管闲事"的，可我始终觉得不安，患者并没有感到明显不适，吸氧状态下，为何还会有缺氧表现？这中间似乎隐含着什么信号？患者胸部CT正常，心肺功能正常，而眼前的事实缺氧的事实明确，这不得不让我打了一个重重的问号：有没有肺血管问题？有没有肺栓塞可能？肺栓塞的危险程度可不亚于心肌梗死！我决定把这"闲事"管到底。跟病区值班医生打了个招呼，紧急给患者做个胸部增强CT。我也清楚半夜做增强CT有点麻烦，因为那时做增强CT半夜里需要叫护士从家里来医院，但一想到肺栓塞，我心急如焚，仿佛已经看到了那颗深藏着的定时炸弹，只等着争分夺秒地把导火线剪断。

从医多年，我一直有这个习惯——领先一步。这个领先不是技术领先，也不是学术领先，而是抢在风险隐患之前，早做一步，多做一点。我常告知年轻医生，发现问题不能等待，所谓的"再观察观察"，这是做医生最忌讳的，可能会引来不可挽回的后果。

很快，工作人员就位，家属也赶到。患者看起来好好的，我接受了一大堆人不解的眼神质疑。好在，沟通之后很快取得了理解。说干就干！与护工及家属一起非常小心地推着病人到了CT室。

开始检查。大家不约而同屏住呼吸，两三双眼睛一眨不眨地盯着显示屏，看着图像一点一点跳出，毫无睡意。半夜的放射科CT室，除了机器的低声轰鸣，剩下的就是我们的心跳。"看到了！看到了！"，当肺栓塞的特征性图像出现的一刹那，所有在场的人都松了口气。这个患者最终被确诊为多发性肺栓塞。那个夜晚，我又一次感受到了从医之美。

医生不是神，医学也不是万能的，但医学怕的并不是客观的局限性，怕的恰是主观的疏漏或麻痹，比如患者的早期有异常表现，你没有能够观察到；比如问题已经出现，你却疏忽大意……"发现问题，领先一步，尽早干预"，我想应该成为一个医生的座右铭。而要实践这个座右铭，可能需要很长很长的时间……

 思 考

> 这例诡异的胸闷气促的发展过程是不是"侥幸"？当你遇到不明原因的低氧血症或有低氧血症倾向的病人你会想到是肺栓塞吗？你会马上行动吗？

三十三

致命的头晕（一）

　　头晕很常见，人这一辈子，头晕的时候太多了。中国汉语文化博大精深，我们常常形容，幸福来得太快就晕了，悲伤过度也晕了。头晕的感觉，若是与积极的情绪或事件相关，那就有轻飘飘的感觉，倒也很美妙。但若是跟负性情绪或疾病相关，那就令人难过了。当然，大多数疾病出现头晕不适是一种非常普通的现象，一般来说对诊断疾病无特殊的意义，特别是有一点点头晕，有时医务人员大多都认为没事，但有时亦随时会给患者引来杀身之祸。你信吗？

　　那是1992年的初春，急诊室如往常忙碌，接诊医生面前围满了人。突然，有人急着拨开人群，围着的患者纷纷回头，见一位漂亮的年轻女教师，满脸焦急和歉意，连声说着"对不起"，费力地挤到医生面前。

　　"对不起，对不起！我是旁边一所中学的老师，我马上还有课，能不能让我先看？"

　　对教师的尊重是与生俱来的，何况这样一位生病了还惦记着上课的年轻美丽的女教师。围着的患者自觉往边上挪了一点，给她腾出个空。见大家没有反对，医生接过了她的病历本。

　　"上午第二节课上完，觉得有些头晕。可能这阵子太忙了，昨晚也没休息好。以往也会这样，吃点地芬尼多（眩晕停）就好了。只是刚才在办公室找了半天没找到药。麻烦医生帮我配一点，我还要赶回去上课。"女教师急急地讲述。

　　我见她如此惦记工作，就快速询问了一些相关情况：头晕明显吗？有没有耳鸣、呕吐？有没有视物旋转？得到否定回答后，量个血压、听诊心肺，也都正常。

　　女教师已经有点等不及了，又急切地恳求："拜托您直接给我配点眩晕停吧！我以往也经常这样，吃点眩晕停就好了。"见医生还在思索的样子，她又补

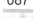

充："我10分钟后还有课,其他检查我不想做了,谢谢医生。"

她满脸焦急,却异常诚恳,虽有犹豫,最后还是随了她的意。接过处方,她就风风火火往外赶。

然而,谁都没有想到,20分钟以后,一大群学生和老师大声呼叫着冲进了急诊室,他们七手八脚抬着的正是刚才那位女教师。这个时候,她本该在课堂上全情投入地给孩子们上课。

"怎么回事?"我一边接过患者往抢救床挪,一边大声问道。

"老师在上课时候,突然倒地,怎么叫她也叫不醒。"

"她倒地前还说头痛。"

"还吐了。"

……

孩子们带着哭腔七嘴八舌地回答,中间还伴随着悲切的呼唤,恐惧悲伤的脸上挂满了泪水。抢救室里充满了紧张和悲伤的气氛。

立即检查。可令人扼腕痛惜的是,这位年轻美丽的女教师早已没有了心跳呼吸,连瞳孔都散大了。虽然我们知道已没有抢救成功的希望,但出于对生命的尊重,出于对这位忘我敬业的年轻女教师的尊重,也出于对孩子们心灵的抚慰,在一声声悲痛的哭喊中,我们投入了紧张的抢救。

两个多小时过去了,尽管我们尽了最大的努力,但残酷的事实不得不摆到孩子们面前。他们敬爱的老师走了,一个年轻的对工作如此热爱的老师,最终没有给她心爱的孩子们上完她急切惦记着的这一课。

到底是什么原因,让这位年轻的女教师倒在了她钟爱的讲台上,倒在了她心爱的学生面前? 她的头晕释放着什么信号?

原谅我把故事暂停在此处,留给大家一个悲伤的悬念吧! 我无意故弄玄虚,我只是想让所有读到这个故事的人,挂念这个谜底,并从中了解,太多的时候,回天无力并非医术不精,而是病之凶险,哪怕只是毫不起眼的头晕。

三十四
致命的头晕（二）

我知道，今天的很多读者，是牵挂上一篇那位敬业的美丽女教师而迫不及待翻开这篇文章的。当然，除了想知道谜底，也一定想知道，如此平常的头晕是如何成为致命"元凶"的？我这里还有一个"故事"。

那是个初秋，算起来，过去10多年了。我记得那天下午不算太忙，是难得可以准时下班的日子。下班前，我照例去急诊室转了一圈，看看有没有需要处理的事。

内科诊室里，接班的谢医生面前坐着一位20岁出头的女孩，正对医生轻描淡写地讲述着自己的病情。一旁的母亲却满脸焦急，不时表达着她的担心。原来女孩住在附近，下班后感到有点头晕。女孩自己倒不以为然，做母亲的就按捺不住了，催着拉着女儿来看急诊。正在三人对话的当口，两辆救护车一前一后呼啸着停在了急诊室门口，送来两位呼吸困难的老人，一位看上去像呼吸衰竭，一位应该是急性左心衰。随救护车来的患者家属大呼小叫，催促医生快点处理自己的亲人。急诊室的气氛陡然紧张起来。

当班的谢医生不得不跟眼前这位女孩和家属解释："对不起！救护车送来了两位危重患者，能不能稍微等会儿，我先去处理下，马上回来给你看。"

这对母女非常通情达理，连忙点头。

"那我叫护士先给你量个血压，测一下脉搏，稍等。"谢医生紧随着我跑向抢救室，刚刚下班的几个同事也匆匆披上白大衣向抢救室跑去。

值班护士给女孩量了血压，测了心率。血压有点偏高，心率正常，于是边在她的病历上作记录，边叮嘱："不舒服的话你随时来叫我。"女孩点点头，闲着无事就跟着她的母亲挤进了抢救室门口围观的人群里。此时此刻，所有人的注意力都被两位老人的安危牵住了，根本没人留意那女孩突然一声不吭地瘫倒了，等她母亲回过神来想去扶住身边的女儿，她已经倒在了抢救室门口的地上，不省人事。周围的人顿时傻了眼，有反应快的高声呼救：医生！医生！

我三步并作两步冲进人群，就地检查，发现女孩心跳呼吸都已停止。这突如其来的意外，惊得女孩的母亲几近晕厥。

紧急气管插管！心肺复苏！开通静脉通道！

经过一个多小时的努力，女孩的心跳终于出现了，但呼吸一直没有恢复，只能用呼吸机帮助呼吸。

抢救还在紧张地继续着，这时抢救室涌进来一大群闻讯而来的家属。看着花样年华的女孩毫无知觉地躺在抢救床上，这晴天霹雳般的情景，瞬间引爆了家属悲痛、激动的情绪，一群人又哭又闹，有几个人围住医生开始谩骂，指责医生为何丢下女孩先去抢救其他病人？如果当时早点看了，女孩怎么会说倒下就倒下？

尽管内心充满了委屈和无奈，但在场的医生都没有吭声，继续埋头抢救。我知道，那一刻，大家的心情何尝不是一样沉重？一个 22 岁的独生女，好不容易长大成人，刚刚还美丽动人，转眼间生命垂危，这叫人如何接受？可眼前的事实又让人不得不接受。我们背负着沉重的心理压力，一边继续抢救，一边和家属谈话。我们认为，患者颅内出血的可能性很大，最好能通过 CT 明确下病因，以便采取进一步的抢救措施。但患者的生命体征极其不稳定，去 CT 室的路上风险太大，家属无论如何都不答应。我们只能在原地继续抢救……

不久，抢救室又进来一个人，家属呼啦啦围了上去。我仔细一看，这位自称是女孩舅舅的人我认识，是某区的卫生局领导。这位领导也认识我，在他的示意下，激动的家属稍稍平静了点。我向他详细介绍了抢救的经过和目前的情况，并在他的同意下，严密监护着患者去做了头颅 CT。检查结果果然是急性脑出血，出血部位在后颅窝。立即进行侧脑室引流术，并收入脑外科。在随后的一个月时间里，我一直在关注她的病情，只是实在令人心痛，女孩一直处于脑死亡状态，没有恢复自主呼吸。最终，家人放弃了抢救。

到此，上一期女教师死亡之谜也揭开了。是的，"后颅窝出血"。

一个敬业的美丽女教师，没有上完她切切记挂的一课，就永远倒在了她最心爱的讲台；一个年仅 22 岁的善良女孩，为了让危重患者先得到抢救，在围观等候中度过了她生命的最后一刻……从医 30 多年，这样令人扼腕痛惜的病例并不少见，一场场突如其来的生离死别带给多少家庭一辈子无法愈合的巨大伤痛？我常常在思考，在如此不起眼的头晕背后，隐藏着如此凶险的疾病，难道只有在死亡来临时才能想到，作为一个医生，我们还能做些什么？

1. 以上两例，最后都明确诊断，是后颅窝出血。后颅窝是什么位置？为何一出血就如此凶险？这里需要科普一下。人的生命中枢，也就是说控制心跳呼吸的神经中枢在后脑这个狭窄小空间内，当这个部位出血时，开始往往出现轻度头晕，但因这个部位空间太小，一旦出血速度快，或者出血量多，马上就会压迫控制心跳呼吸的神经中枢，并迅速出现心跳呼吸停止。目前的医疗水平，这个部位是没有办法手术的，换句话说，一旦这个部位出血，纵然华佗再世，也回天无力。

2. 后颅窝出血开始表现为头晕，症状往往比较轻，因而，对诊断处理带来极大的挑战。所以对轻度的头晕绝对不能轻视，绝不能说没事。

3. 如果患者到急诊室来头晕比较明显，常伴有耳鸣、视物旋转、呕吐，患者的病变部位往往为颅外或中耳，如美尼氏综合征等，也就是说，症状越明显，一般越没有危险。

4. 后颅窝出血，特别是年轻人，大多是先天性血管畸形或血管瘤出血，所以从预防角度来说，年轻人最好做一个头颅磁共振体检，以防类似悲剧发生，我这一观点大家是否接受，是否有人会讲是过度检查，但人的生命只有一次，如果漏诊后果不堪设想；也有很多体检或因其他原因检查发现有脑血管瘤，经过介入治疗，成功根除后脑颅窝出血的例子。

5. 对医务人员来说，发生类似情况，在抢救同时最好为病人做一个头颅 CT。不要留下遗憾！这一点非常重要，大家一定要牢记！

6. 类似的事件还有多次。如前年一位 16 岁的少年，在大年初二上午也是因为一点点头晕，在来医院的路上出现了心跳、呼吸停止，最后也诊断为小脑出血；我旧居的一位邻居，当时为了生儿子超生一个女儿，因违反计划生育而受到很多处罚，但女儿非常聪敏，没想到也出现了类似情况，虽然没有死亡，但长期卧床，要靠年迈的父母照料她一生。

宁波开发区各医院曾组织过一次对 3 年内突然死亡病例的讨论，共有 37 例病例，其中不少是后颅窝出血所致。

最后再强调一下，如果出现类似情况，必须做一个 CT，让患者死得瞑目，让医者避免不要的麻烦！

三十五

风雪除夕夜，百味行医路

从医路上，会有许多酸甜苦辣，除夕的夜晚，每当人们在万家团圆之时，都是在享受天伦之乐。急诊医师更要品味人生的百味，多少年来，除夕之夜，在急诊科忙碌之后，总是久久不能入睡，患者在生与死的边缘苦苦挣扎，家属在爱与痛的交织中手足无措，那一幕幕的情景会在我眼前不断闪现；当然也有成功的欢乐，会让你终身难忘。

那年除夕的黄昏，天空中飘着鹅毛大雪，新年的爆竹烟火此起彼伏，整个城市沉浸在浓浓的过年氛围里。和往年一样，急诊室会在春节期间稍稍空一些，我心中自然暗喜：总算可以跟家人吃顿团圆饭了。谁知电话突然"不合时宜"地响起，医院通知：某县人民医院请求急会诊，患者病情危重！

我顾不得多想，匆匆拦了一辆出租车，一头扎进了漫天风雪里。一路上我心急如焚，可碍于安全考虑，忍着不敢催促司机。平时两个半小时的车程，那天足足开了 3 个多小时。一到目的地，我一路小跑进了病房。

患者是当地的一名老干部，因呼吸衰竭入院。经过当地医务人员积极抢救，也请了多个外地专家会诊，低氧血症仍然无法纠正，呼吸衰竭迟迟没有好转，患者陷入昏迷。家人请求医生再做一次努力，按照风俗，至少让患者过了这个年。

我仔细复习了病史，患者有慢性支气管炎、肺气肿，平素肺功能不好，走路有气急，无其他病史。听听两侧呼吸音是对称的，床旁胸片也仅提示两肺气肿及肺纹理增加，并无其他异常发现。但令人疑惑的是，病人呼吸机应用的潮气量及吸氧浓度都已很大，气道阻力不高，患者的动脉血氧分压只有 40~50mmHg（潮气量接近 600ml，潮气量是指平静呼吸时每次吸入或呼出的气量，正常情况下成人：8~10ml/kg）。当地医务人员也百思不得其解。按照常理，当通气量足够时，低氧血症不能改善，说明有通气／血流比值失调存在，原因有二：一是肺血管问题，例如肺栓塞；二是肺组织本身有问题。但该患者既没有血管阻塞的征象，胸片也找不到实变或压缩的情况。

"目前依然无法排除肺组织有压缩的可能，我建议做个胸部 CT。"

"打着呼吸机怎么做啊？""下着雪呢，怎么去啊？"……家属和在场医生的反应，在我的意料之中。

我当然清楚，依靠呼吸机维持生命的患者去做 CT 会有多少风险（当时没有移动急救呼吸器），不过我有我的理由。对医学而言，冒风险有时会付出沉重的代价，但也有可能会给治疗带来重大突破。与家属反复沟通后，他们同意了我的想法。

傍晚五点，天色昏暗，大雪纷飞。医院是老楼，没有电梯，住院楼与 CT 室所在的楼之间也没有走廊，加上患者病情需要持续捏着简易呼吸器，这一段路程想想都让人望而却步，好在有家属的坚持和信任。人手不够，我帮着一起抬担架，同时寸步不离地盯着患者。就这样，一群人抬着担架在漫天飞舞的大雪里艰难地前行，这是一个让人怎样难忘的场景。

CT 的结果让人异常兴奋！患者背部果然发现了一个很大的局限性气胸（图 35-1），这是普通胸片无法发现的。一回到病房立即做了胸腔闭式引流，立竿见影，患者醒了过来。

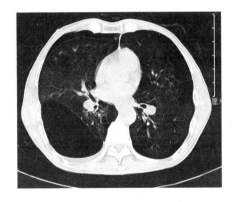

图 35-1　胸部 CT 结果示意图

拖着疲惫的身子，冒着大雪往家里赶，天已完全黑了，此时纷乱的雪花里，浓浓的都是阖家团聚的幸福滋味。我有些遗憾，又一次让家人焦急地翘首等待，但我相信，听了这个故事，他们的心也一定有别样的温暖。

搁笔之时，正值中国农历羊年新春，回首 2014，《急诊医生日志》在您的关注、支持下，蹒跚起步，一路走来异常温暖。感恩之情，化作来年躬身勤耕，碎笔不辍，只愿从医路上，与您相伴随行。

恭祝大家新春快乐，阖家幸福安康！

 思　考

　　医学是一门神圣的学科，其复杂与多变是难以用一般的思维去想象的，它是超越了一般思维而存在于人类社会并神圣地服务于人

三十五　风雪除夕夜，百味行医路

类社会的学科，所以也可以把医学称之为"超思维的学科"。那么，以这门学科为职业的医生，自然也需要具备相应的思维能力。

如果您是医生，您一定会问，医学教科书上一直写着："胸片是诊断气胸最好的方法"。为什么这个患者的胸片会没有发现那么明显的气胸？让我来解释一下。胸片的原理是基于空间的一维性，即是一个平面概念。把人体的立体架构做扁平化的成图处理，前后组织容易重叠，因此，难免出现误诊、漏诊，这是不可避免的技术缺陷。而CT的二维成图模式及后期图像分析中借助医生的专业思维做三维构图处理，正好弥补了胸片的缺陷。这也是为什么气胸患者经过治疗后，我一定会坚持让他做个CT的原因。

印象最深的是一位大学老师，因胸片发现气胸入院，经治疗后胸片显示气胸已"吸收"，CT复查后没想到竟然还有90%的气胸。要知道，当时宁波刚有CT，做CT是需要当时的公费办审批的。因为吃过这样的"苦"，手续再复杂，我也坚持自己的做法。在我眼里，这已不仅仅是自己的经验，而是一种临床思维方式的延伸与转变，也就是说，要把患者放在时空的三个甚至四个维度里去分析、去评判。这是我写这篇文章的一个目的。

如果您是公众，我希望您能通过这个故事明白以下两点：①CT是诊断气胸的最好方法。②胸片发现有气胸一般不需要做CT，但经过治疗后，当胸片检查认为"正常"时，最好能做一个CT。

三十六
爱是要你健康幸福

小时候我身体很皮实，却一直希望自己生点小病。生病的时候，一向严厉的父母会主动降低对我的所有要求，除了可以不那么卖力地学习，可以不分担家务，可以偷懒、调皮、任性，还常常会有意想不到的零食、玩具。在大部分父母眼里，孩子的健康恐怕永远都是第一位的。在我自己成为一个孩子的父亲之后，这种感受更深。

所以每当我想起在急诊室遇到的那个咯血女孩，就很难过。想起她的母亲，更多的就是心痛后的无奈。

那是一个初春的上午，刚好过了春节不久，一个高三女孩因咯血来医院急诊。女孩咯血 3 天了，单薄的身体套在宽大的校服里更显消瘦，清秀的脸庞看起来有些苍白。急诊 CT 检查结果发现：右上肺尖后段有渗出性病变，密度不均匀，其中一个病灶内有一个小空洞，强烈提示这个女孩患上了肺结核。我一边给女孩开"痰液找结核菌"检查，一边叮嘱她母亲，孩子现在的身体情况，急需要好好休息，不可以再劳心于学习。虽然高考临近，但为了孩子一生的健康，还是缓一年吧！

这当真是发自肺腑的真诚劝告啊！没想到话音刚落，那个母亲暴跳如雷："哪有你这样的医生，到今天这种时候了，居然不让我女儿参加高考！你要知道她为这一天准备了多少时间，我们全家为这一天准备了多少时间？！你会不会看病？我们不看了！"随即，拉着女孩怒气冲冲地走了，留下我和边上的一群患者、家属目瞪口呆。等我从她连珠炮般的咆哮中回过神再追出去，她们早就没了踪影。

我悻悻地回到诊室，其他患者和他们家属还在议论，他们为我抱不平，为那个毫无理智的母亲愤怒，又担心女孩的健康。

是啊！换谁都无法理解，这个自称是中学老师的母亲居然会放着孩子的健康不顾，一心只盯着孩子的所谓前途。难道，前途只能这样以不惜健康为代价来换取吗？

我始终无法放下对这个孩子的担忧，也出于对同班其他孩子健康考虑(肺结核是传染病)，随后立即将此事汇报给防保科，希望能通过医院层面想办法联系上这位母亲，并说服她扭转错误的想法，尽快让孩子得到正规治疗。但令人遗憾的是，虽然孩子母亲找到了，孩子所在学校也联系上了，但最终此事不了了之。后来听说女孩病情加重，肺出现了空洞，可能终身都不能再参加高考。

多么令人遗憾又心痛的教训！这种教训却不是个例。让我记忆最深的是一位重点中学的"学霸"，只要他参加高考并考上重点分数线，就可直接保送清华大学或北京大学。可在高考前两个月发现肺结核，多发空洞，最后终生与大学无缘。

是有一些家长将孩子的前途看得比什么都重要。在他们眼里，读书是唯一的出路。这种极端的想法有很深的社会原因，也许也是当下社会的一种悲哀。但本文中的高三女生的母亲还是个中学教师，如果这个教师对自己的孩子是这样，那么，她的学生岂不也跟着沦为高考的"牺牲品"？

究竟，什么才是对孩子真正的爱？那些一心盯在高考、前途上的家长，千万别在失去一些什么的时候，才领悟。

同时也要提醒高三学生、家长和老师：再有几个月，就是一年一度的高考了。假期一结束，高三学生将进入最为紧张的备考阶段。而这个阶段，也是高三学生肺结核及气胸的高发季节。所以，在紧张备考时，一定要劳逸结合，家长和老师要做好健康教育，最好给孩子进行一次全面的体检。

三十七
"喘"和"哮"

"喘"和"哮"是什么？二者有区别吗？很多人只知道哮喘，其实，"喘"和"哮"是两个概念。这在人民卫生出版社出版的普通高等教育教材《内科学》第6版中的第7页倒数第11~12行有医学上的专门定义（但非常遗憾以后几版没有明确指出哮和喘的区别）。

我举两个病例来说明它们的区别。

那时，我还是一个小小的住院医生，接待了一位痰中带血来院就诊的上海老人。详细询问病史后进行体格检查，听诊发现右上胸部吸气早期有高音调的啰音（类似笛子发出的声音），从医的都知道，这是大气道有阻塞或狭窄的提示。痰中带血加上大气道阻塞或者狭窄导致的喘鸣音，自然要怀疑是肺癌。所以，趁老人不注意，我把他儿子拉到一边，告之我的判断。老人的儿子是一位中学校长，见我一副稚嫩的样子，拿着听诊器就那么听了一下便判断他老爸得了肺癌，哪会相信。当场决定带他老爸回上海诊治。

没想到，几个月以后这位校长大人亲自登门，他的表情除了敬佩，还有很多的疑问。

"我爸最后确实被诊断为肺癌。一到上海，也没有马上明确什么病，反反复复检查后才明确的。我很奇怪，为什么你问了几句，听了一下，就那么肯定地认为我老爸得了肺癌？"他问道。

"因为我在给你老爸听诊时听到喘鸣音，加上痰中有血。"

"什么是喘鸣音啊？"

我呵呵一笑，原来校长认真起来也像个学生。"喘鸣音就提示有大气道狭窄，而狭窄往往提示气管内长了东西。"我解释道。

"我还是没有完全理解。"是的，对于一个非医学专业的人而言，这概念很抽象。

"正常人的气管、支气管到小气管是一个连续的管道，直径由大变小。气管内壁是光滑的，所以当吸气时，气体通过气管不会产生涡流，也就不会出现异常的声音。但当气管或大气道某一部分狭窄时，气体进入时会产生涡流，吸气早期大气道气体流速最快，这种涡流最明显，所以就能听到高音调的类似笛子发出的声音，医学上叫喘鸣音。"面对这个求知欲望很强的校长，我耐心地解释。

"那听到这声音就要怀疑肺癌了？"

"也不是的。听到这声音只是提醒医生患者的大气管有狭窄表现，有异物吸入时也会有这种声音。但你老爸咳嗽有几个月了，加上痰中带血，也就提示局部有出血。把这两个表现综合起来考虑，自然是要怀疑肺癌了。"这个对医生来说，还是非常好理解的，但我面前的这位校长依然有点茫然。

"如果大气道发生早期肿瘤，患者会表现为咳嗽。肿瘤在气管或支气管内膜上生长时，瘤体内血管虽然很丰富，但是新生出来小的毛细血管，所以破损时就会出血，因为是毛细小血管出血，所以多数表现为痰中带血，一般很少出现突发的大出血。"我继续解释道："所以，当遇到患者出现痰中带血，痰多血少，尤其是持续的痰中少量带血时，越要警惕大气道患恶性肿瘤的可能。"

类似病例真的还不少，这也很考验医生的基本功。利用听诊器听诊胸部时，一定要注意异常声音发生的时相。一般来说，喘鸣音是发生在吸气早期，原理我已在上面阐述。而哮喘病的病变主要发生在小气道（直径小于2mm的小气管），这类小气道通常只有平滑肌，没有软骨，所以这种声音主要分布在呼气末期，又叫哮鸣音。

另一例患者因为气促来急诊科，在其他医院呼吸科专家门诊就诊，一直被诊断为哮喘。治疗了8个月，非但没有明显好转，反而日益加重，气越来越急。我问过病史后仔细一听，发现两侧肺部有高音调的异常声音，但与哮喘不同的是，这声音主要分布在吸气早期，以上胸部为明显。这种表现告诉我们这是一种吸气性呼吸困难，最后该患者被发现有主气管内大肿瘤，术后诊断是气管腺样囊腺癌。如果不注意区分时相，发出声音的音质与哮喘没什么区别，确实极易误诊为支气管哮喘。

"喘"和"哮"区别的关键，其实就是发生时相的不同。

最后再强调一下，当医生把听诊器放到患者的胸部时，一定要仔细注意各个时相呼吸音的变化，尤其对痰中带血的患者哪怕是一点点血丝，也要高度重视，认真检查，以免早期漏诊，造成严重后果！

三十八

乏力隐藏的危机

人的感觉实在是复杂。单单从医学上讲，人体的感受器就有许许多多，更别提感受器与很复杂的大脑一结合，还会编码、换能、适应……因此，人的感觉是文学作品创作的重要元素，请10个作家描写同一种感觉，估计思维稍稍一奔腾，会跑出上百篇美文、上千段锦句，这不稀奇。其实，在医学上也是如此，对一种临床表现，不同的医生由于年龄、经历和阅历的不同就会有不同的感受，所以可能会有不同的解释和理解，有时候可能是灵感，或是一点点的"机缘巧合"才能避免"灾难"的发生。

今天想谈谈一种看上去是再普通不过的表现——乏力，也会隐藏巨大的危机。

乏力是人的主观感觉，极其平常。人累了会乏力，情绪低落了会乏力，春天夏天也会乏力。总之，生理、季节、环境、情绪等都会导致乏力感，主观性极大。乏力产生的另一个主要原因就是疾病。比如，肝病患者的乏力就与其病情的严重程度成正比。所以，疾病恐怕是产生乏力的最客观的原因，即使大多时候它对疾病诊断没有直接提示意义，但乏力这个感觉对于医生而言，还是有文章可作的。

这个故事，有一个特殊的背景不得不提。很多上了30岁的宁波人应该对20世纪90年代中期的那个春天有印象。那年春天，宁波甲型肝炎流行，坊间传言，这种会传染、会伤肝的病，罪魁祸首是毛蚶，一时之间引起不小恐慌，甚至直到今天，毛蚶身上还带着冤屈，宁波人是打心眼里排斥它的。呵呵，跑题了！

当时，政府卫生部门为防止甲肝在人群中的进一步扩散，通过报纸反复向市民宣传甲型肝炎的知识和防病举措，包括饮食卫生、消化道隔离等，同时也提醒市民一旦出现甲型肝炎的早期表现，如乏力、食欲减退、恶心等，尽快去医院做个肝功能检查，以便尽早发现、尽快治疗。所以，那段时间里，医院每天早晨挤满了主动要求做肝功能化验的老百姓。

事情就是那么巧，所以，成了今天的故事。

那天早晨，来了一位 50 来岁的男同志，最近两天感到乏力，有点恶心。单位有几个同事刚刚被确诊为甲肝，他很怕，就跑来做个肝功能化验。见到门诊患者实在太多，这人动了个脑筋，跑到急诊室来了。

"医生，早上没有吃饭，门诊病人太多了，能不能早点帮我开一张肝功能化验单？"

"我这两天有点乏力、恶心，单位有几个同事患肝炎了，我会不会也得肝炎了？"那位先生又补充了一句。

"没有问题"，我想任何医师都会帮这个忙的。

开化验单前进行了简单体检，胸部听了一下，肺部听诊没有异常发现，心率 58 次／分，无杂音等，腹部检查没有其他异常发现，当时有个想法在脑海里转了一下，是不是要给病人开张心电图，想想病人没有胸痛气促，病人一个人好好走来的，心跳每分钟接近 60 次／分，还算正常，想想算了，就开了一张肝功能化验单，让他先去化验，当病人已经走出诊室门口，总觉得有什么不对的地方，突然跑了出去，叫住病人，给他补开了心电图检查，接着给下一位病人诊疗……

当半小时后，那位先生拿着心电图报告单回来，我一看报告单上的结论，把我吓了一跳，因为心电图报告单上明确写着：急性下壁心肌梗死，真的差点把我吓出一身冷汗，任何医师遇到类似事件都会有类似感受，当然也庆幸给他开了一张心电图，那隐隐的不安和自己的执着，挽回了从医路上可能留下的一个无法弥补的遗憾。事情过去虽然很久了，但直到今天回想起来，除了后怕，还有些疑惑，当初为何会追着人家开心电图单，是 58 次／分的心率触发了所谓的灵感，还是多年临床训练的思维在潜意识里捕捉到了其中的一丝丝危机？那一闪而过的念头早就寻不到根了，倒是留下很多年的思考。

从疾病表现来说，乏力可能是最不具特征性的症状之一了。除了对上面说的肝病诊断有较为明显的提示意义外，其余的，恐怕单独意义都不大。当然，急性下壁心肌梗死以乏力为首发症状的病例倒也不少。分析其产生乏力的原因有二，一是右侧冠脉病变引起梗死后，心脏传导系统受到影响，表现为心率变慢。二是右侧冠状动脉主要供应右心室，当右心室功能因此受到影响时，血液回流到左心室会减少，轻时表现为乏力，或伴有恶心。

肝病导致乏力的发生机制较为复杂，一是肝病患者食欲减退，热量摄入不足；二是肝病时糖、蛋白质和脂肪等中间代谢障碍以致能量供应发生障碍；三是肝脏损害时，血内胆碱酯酶含量下降，以及胆盐蓄积抑制胆碱酯酶的活性,引起神经-肌肉传递的生理功能发生障碍;四是肌肉活动产生的乳酸转变为糖原发生障碍,使肌肉细胞中乳酸蓄积过多;五是肝病时,肠内缺乏胆汁,脂溶性维生素 E 吸收障碍,维生素 E 缺乏可以引起营养性肌萎缩及肌无力现象。

关于"乏力"这篇医学文章,我在从医 30 多年里一直在琢磨,不知有没有琢磨好。

三十九
破解"声东击西"的疼痛（一）

　　"声东击西"，顾名思义，就是出其不意、出奇制胜。在医学领域，谈"声东击西"，很有必要，也很有意思。医生都知道，很多疾病会不按常理出牌，当不典型表现出现时，当真相与你捉迷藏时，你是"一任他声东击西，藏头露尾，俺自有应八面的雄捍蔽"如此这般潇洒自信，还是一头迷雾、被它蛊惑？也许，更多时候是在后怕中成长。

　　时隔许久，这个故事至今想来，依然心有余悸。

　　那天，一位20岁出头的男青年因右上腹剧烈疼痛来院，体格检查除右上腹部有压痛外，余无其他异常发现。医学常规来说，右上腹疼痛或上腹部痛时需要与急性心肌梗死鉴别，因为后者常以腹痛为主要表现，容易误诊，所以给他做了一个心电图。15分钟后，心电图报告显示正常。排除急性心梗，当前症状自然考虑急性胆囊炎可能，于是开了解痉药（胆囊炎常规药物，通过解除胆囊平滑肌的痉挛可以止痛）及消炎药物，让他去静脉输液。

　　那天的急诊特别忙，救护车不断地送重病人过来。我在抢救室和诊室之间不断地来回跑，恨不得穿双溜冰鞋。这种情况下，男青年的家属却一趟趟来叫：肚子还是很痛，一点都没有好转。

　　起初我一边解释：药物起效是要有一个过程的，请你们再等等。一边满头大汗地埋头抢救危重患者。直到半小时后，患者家属第4次来，我倒是不安了。一路小跑到输液床边一看，患者表情非常痛苦，双手捂着肚子，蜷缩着身子在床上滚来滚去。这症状，倒是更加支持之前的诊断了。我又开了张心电图检查，一是为了安慰患者和家属，表示我并没有置之不理；二是再次排除心脏疾病可能，支持我当前的治疗措施。

　　万万没想到（这个词在本日志里出现频率之高，足以证明医者职业的风险之大）10分钟以后电话响起，那头是心电图室的同事慌张地大叫："快过来！你刚才那个病人心电图提示急性大面积心肌梗死!"这个结果,与之前完全正常的报告仅仅隔1个小时! 而这1小时,却是生死之间。那一刻,对急性大面积心梗后果清晰的理解推着我不顾一切地往心电图室跑。一路上,只听到自己的心脏和着耳旁嗖嗖的风声,心脏砰砰砰地急速剧烈跳动。一路上,除了拼命地跑,我的大脑一片空白。

……

那个男青年的生命就这样被一张薄薄的心电图检查单挽回了。事后,很多人问我当时在第一次心电图正常情况下,怎么会想起开第二张心电图检查单? 那时的我,大学毕业才10来年,要说是经验支撑了自己的决定,不如说,天助我也! 不如说,是患者和家属的配合,没让我留下无法弥补的遗憾。

换句话说,如果没有选择第二次复查心电图,后果会怎样? 想想后果真是太可怕了! 我是幸运的,换作别人,换作下次,还会这样做吗? 当选择反复做心电图,医患双方理解上发生差距时,你会坚持吗?

所有的急诊医生都是这样,在不计其数的紧张、惊吓、恐惧的强烈冲击下一路艰难走来。走到今天,那些负性的刺激依然不断上演,那些令人惊魂不定的后怕感觉依然清晰,我的头发白了,我的心才开始变得处变不惊。

感谢一切经历。除此之外,感谢所有"声东击西"的疾病表现,它磨炼医者心性,更锤炼医者智慧。

给读者中的同行留一点思考:本文类似的症状表现,除了动态观察心电图(复查心电图),您还有更好的应对办法吗?

还有故事,且看下集。

四十
破解"声东击西"的疼痛（二）

上集故事里的男青年是幸运的,而这份幸运于我又何尝不是？医生是一个高风险的行业,面对的服务对象复杂,面对的疾病表现更加复杂,谁都无法保证自己次次都能火眼金睛,次次都能幸运。何况幸运这种事,从来不会一直眷顾某一个人。

今天的故事,还未起笔,心头已很压抑。

那是一个夏天的傍晚,像往常一样拖班,到家天色已暗。手机铃声突然响起,一家县市区医院呼叫,一位心跳呼吸停止的患者已抢救多时,请求支援。我边听电话,边冲往马路边,拦下一辆出租车。司机本来赶着交班去,一听我这头要去抢救患者,二话没说,拉着我往目的地医院赶。

大约四五十分钟后,赶到那家医院,下车直奔急诊抢救室。门口挤满了家属,哭喊声、指责声充斥在过道上,还有几个家属挤在抢救室门边,透过门上那扇小小的玻璃窗,一眨不眨地盯着抢救室里的一切,嘴里一刻不停地祈祷着。

穿过过道的瞬间,人群的喧闹戛然而止。我知道我身上也许带着他们急切期盼的转机。我在如此凝重的气氛里投入了抢救。

患者,女性,46岁。1小时前,在急诊留观室内突发心跳呼吸停止。抢救了一个多小时,尽管该院医务人员忙得满头大汗,但患者瞳孔早已散大,毫无生命迹象。那么多年在急诊"摸爬滚打",我很清楚眼前的一切意味着什么。只是出于对生命的尊重,对家属的宽慰,也是出于一名医生的责任,我没有犹豫。

简要回顾了患者病史:30几个小时前,患者因右上腹疼痛来院就诊,血液检查发现有炎症(血常规:血白细胞1.1万/ml,中性粒细胞85%),结合腹痛的症状,该院急诊医生安排了超声检查。对于腹痛,超声检查应该是最简单最有效的检查方法。结果也是在意料之中:胆囊壁粗糙,胆囊炎首先考虑。看起来,症状、检查结果呼应得合情合理,诊断自然也水到渠成。一边给予解痉、抗炎等治疗急性胆囊炎的药物,另一边,由于住院部暂时没床位,就安排在急诊留观室内留观治疗。家属觉得患者病情也不至于要到住院的程度,同意留观。当时他们觉得,观察 2 天肯定就可以回家了。

谁都没想到,30 几个小时以后,她倒下了,再也没有醒来。

我们的努力,注定是无法改写故事的结局。接下来就是漫长的与患者家属沟通、解释的过程。然而,对于一个年轻生命的溘然离世,一切的语言于家属而言都是苍白无力。3 个多小时后,患方初步接受了亲人离去的事实,我才稍感安心地离开。回家时,早已饿得头晕眼花,却丝毫没有食欲。

头顶着素洁的月光,满腹惋惜与思索:这中间,到底发生了什么? 这个病例,值得我们吸取什么教训?

我以为,这个病例是有遗憾的。为何在接诊时及后续 30 多个小时的过程中,都没有想过给患者做一个心电图? 我的这个想法,是有依据的。

当年,上海某医科大学一位教授,自认为由于工作太忙人累引起左牙痛,去急诊室就诊。接诊的急诊值班医生是他的学生,听了老师的描述,给他开了点消炎和止痛药物。但令人意想不到的是,两个小时后,这位教授突然倒地,心跳呼吸停止。万幸的是,在他倒地的第一时间,有人实施了心肺复苏,挽回了他的生命,事后诊断发现老教授得了急性心肌梗死。老教授是得救了,但接诊的值班医生也就是他的学生,却在很长一段时间里,备受同事同行的批评、责备,心理上留下了无法抹去的阴影。最后,无奈地离开了上海这家多少医生梦寐以求的大医院,离开了付出多少心血换来的医生这个职业。到底是诊疗上的失误,还是由于年轻经验不足、考虑不周,但最终都断送了一个年轻医生的从医之路。现在想来,不免让人觉得无奈痛心。

我无法肯定本例中的女患者也一定是急性心肌梗死,但如此突如其来的死亡却让人不得不怀疑,这又是一例"声东击西"的腹痛,表现在腹部疼痛,其实问题在心脏。急性心肌梗死很多时候表现很不典型,这在医学教科书上提到过,遇到牙痛、腹痛、乏力甚至左上肢疼痛等,都要当心急性心肌梗死的可能。遗憾的是,这例患者没有做心电图检查,所有的原因都已无从追溯。只有在扼腕痛惜中,挖掘能为自己所吸取的教训。

和生命打交道的工作,幸运与否的结局,不是生,就是死,没有其他。

就这一张薄薄的心电图单,教训还不够大吗?

思 考 ———————————

急诊心肌梗死患者常会表现为牙痛、腹痛、乏力甚至左上肢疼痛等,所以,当这样的症状出现时,作为医生,必须要引起重视,为了避免漏诊,一定记住做一个心电图,有时还需要复查,因为急性心肌梗死不一定在早期就有心电图的表现。如果你是一位公众,如果医务人员要求您多次做心电图,希望多多理解、配合。

本例病例还有一个经验教训,B超报告的结论是:胆囊壁粗糙,胆囊炎首先考虑,就一定只是胆囊炎吗?

雁荡山下的邂逅（一）

邂逅是人生奇妙的际遇之一。偶然的遇见，带来出其不意的故事，继而铺陈出无法更改的人生。但这些故事，并不尽是美好。

20世纪90年代的一个春天，我受医院心内科年轻充满活力的余主任之邀，成为心内科去雁荡山春游的向导。余主任邀请我的原因有二：一是我在温州学习工作多年，懂温州方言。二是我还算会摆弄相机。就是这两个原因，成全了那一趟雁荡山游，也为那段邂逅埋下了伏笔。

一路上，雁荡山独特的奇峰异石和旖旎风光深深吸引了我和同事，镜头"咔嚓咔嚓"不断记录下美景和我们的美丽心情。晴空之下，大龙湫倾泻而下的瀑布溅起细腻的雨雾，在阳光的折射下，升腾起一道绚丽的彩虹。正当我惊叹地再一次举起相机想拍下这一人间美景时，突然听到身边有人用温州方言问：是宗医生吗？问者声音带着迟疑。我诧异地扭头打量对方，那张依稀可辨的面孔瞬间唤醒记忆深处的名字，我脱口而出她的名字，记忆的闸门轰然打开。

1983年，我大学毕业后留校工作，根据学校安排，工作第一年去大学附属医院轮转。她就是我在神经内科轮转时遇到的一位患者，一位吉兰-巴雷综合征患者。那年，她30岁出头，是3个孩子的母亲。来自温州某个山区。

吉兰-巴雷综合征（Guillian-Barre综合征），又称急性特发性多神经炎或对称性多神经根炎。发病开始往往有四肢末端感觉运动障碍，逐渐向上发展，严重时出现呼吸肌麻痹、呼吸困难，最终危及生命。听起来已经很可怕了，可是祸不单行，入院检查后，她又被查出了化脓性脑膜炎、胆道蛔虫症及尿路感染等多种疾病。这个从温州山区出来的农村妇女，当下傻了眼。

治疗方案的选择相当棘手。一方面吉兰-巴雷综合征需要用大剂量激素，但激素治疗的同时，会带来免疫力降低的副作用。另一方面，患者的化脓性脑膜炎又需要增加抵抗力，可以想象治疗非常困难。

而1984年的春天，医院的药房与当时的物资一样"贫瘠"，在治疗化脓性脑膜炎时有一原则，要选用能够进入脑内的抗生素，这样才能发挥最大的作用，在所有药物中，青霉素类药物是非常容易进入脑内的，所以开始就选用了青霉素类抗生素治疗。然而，多天后，她的高热仍持续不退，这个选择并没有带来任何希望。

考虑再三，想到了当时算进口药的抗生素——先锋霉素Ⅱ号。虽然在当时，它属于最好的抗生素了，但对于这位患者而言，它的缺点也很明显，一是静脉注射后可以透过血脑屏障达到颅内的浓度很低。弥补这一缺陷的办法倒是有：鞘内注射（用10cm左右的穿刺针穿刺进入患者脊柱的脊髓腔后，将药物注入）。但效果会怎样，谁都无法打"包票"。二是价格昂贵。考虑到她还那么年轻，家人毫不犹豫，决定"赌"一把。

这"天价"的进口药没有辜负我们的期望，更没有辜负患者家的"背债一赌"。3天以后，高热多日的患者开始退热。考虑到患者经济承受能力，后续治疗严格按照教科书上的疗程（以前教科书上规定，该方案的疗程是3周。用药3周后，患者情况正常，再停药观察3天，无异常就可以出院）1天也不敢少用，1天也不敢多用。

如果不是后来的波折，我想若干年后，她也许会不记得我了，而我也一定想不起她。

但让我没有想到的是，回家没几天，当她再次出现在我面前时，旧病复发。方案照旧，只是这一次，考虑到她的病情那么重，延长了疗程至4周，又多用了400多元的医药费，最后总算挽回了一条命。

在现在，大家可能会感到400多元钱没有什么大不了，但你们要知道，患者家是住在温州雁荡山山区的农民，非常本分老实，经济条件极差，当时400多元人民币对他们来说是一个天文数字（即使过了10多年，我们去雁荡山玩时，14个人住在当地一家不错的私人旅馆，一天住宿费用总共才360元人民币），为这4周的治疗，她家里的房子和所有值钱的东西悉数变卖。本就贫穷的一家，真的变成一贫如洗了。

这让我一直铭记在心里，这是我们第二次"邂逅"。自己一直在想，如果她第一次住院时，能多给她用药1周，或许她就不会卖了她家房子和猪。

出院后，我无比迫切地想知道她后来的身体和生活情况，但在通讯不发达的当时，一切却无从知晓，这个人就在我的视线里彻底消失了。而我清楚自己的这种迫切记挂，是出于内心无法自我饶恕的懊悔。

10多年后，居然在大龙湫瀑布前邂逅，我真是百感交集，急切地想知道她的生活状况，太多的懊悔已经成了无法释怀的遗憾，10几年的记挂最后却只挤出来一句话：你过得怎样？

　　她断续的语言里透着感恩，感恩 10 几年前我救了她的命。尽管当时一贫如洗，但至少她还可以用后面的时间，用自己的双手一点一点重新搭建起了自己的生活。我心里略感宽慰，可我的遗憾始终觉得无法弥补，那些陈年的懊悔更是难以启齿。

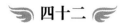

雁荡山下的邂逅（二）

这篇也算是个小故事，但我只想把它作为上一个故事的续集。你要知道，作为医生，难免留下遗憾。但这种遗憾，通常都是付出无可挽回的代价。我每当想起前一个患者，不可避免地会想起那个小伙子，并非难忘，而是终身遗憾。

那个小伙子，也算与我邂逅。80年代的那个初秋，那个18岁的身高1.8m的小伙子出现在我面前时，阳光、帅气，一点都看不出是个急性化脓性心包炎的患者。小伙子家里很有钱，套句现在的词，就是标准的"高富帅"。治疗首选上篇提到的先锋Ⅱ号，立竿见影。

我那时候当住院医是非常认真的，况且我的恩师又极为严厉。查房前，得跟学生一样在病历上做好功课，不仅要写得规范、写完善，还要一字不差地背下来。曾经有同事因为功课没做好，病历被老师"华丽丽"地甩出窗外，脸丢到了爪哇国。

所以我印象非常深刻，这个小伙子的治疗方案我是事先查阅了许多医学书籍，均明确为：治疗有效，疗程也是3周，停药观察3天，体温正常，出院。我的方案在老师查房时也得到了认可。这个年轻人在停药观察3天后，一切如"愿"地出院了。

然而，和前一个主人公的遭遇如出一辙，出院后旧病复燃，再次入院，再继续使用同样的治疗方案。只是，令人无比痛心的是，再多的付出都没有挽回这条年轻的生命。

两个命运完全不同的人，在经历同样的曲折后，命运都调转了方向。一家保全了性命但也倾家荡产，一家一掷千金却依然痛心疾首。医学是关乎生命的科学，医者是生命科学的工作者，它是神圣又严谨的。可是，那么多令人无奈的遗憾面前，我似乎又相信了命运一说。

看到这里，对比两个故事，你找到我的遗憾了吗？是的，疗程！3周的标准是否就是铁一样的规范？超过疗程的后果就一定是过度治疗吗？两个病例的第二次反复证实了疗程的不足，导致残余的细菌后来大举进攻。然而，当时在"标准"面前，谁又敢事前底气十足地擅自"触犯"标准？细菌感染程度和个体差异千差万别，但谁能给医生一个安全灵活的调控范围？

这两个病例影响了我今后30多年临床使用抗生素的理念，对一些重要部位的严重感染，如脑膜炎、心包炎、心内膜炎等疾病，为了不让当时的悲剧重演，为了不让患者付出更大的代价，我一直比指南上或教科书上写的疗程多用1周，不让"星星之火燎原"。可是，我一直冒着"滥用"抗生素的风险。

四十三

那场生死大转送

    城市街道、乡间小路，常常可以听到救护车的鸣笛，这是带着希望的急促呼叫，呼叫沿途的行人车辆为一个素不相识却岌岌可危的生命让路。我每每在下班路上、散步途中遇到呼啸而过的救护车，自然而然地目送、祈祷，我知道有人又经受着生与死的考验，而我的同行们正郑重地接跑着这根生命的接力棒。正如，那个令人终生难忘的初夏。

    那个初夏，我走在回家的路上。落日余晖渲染着西天的云际，暖暖的红里泛着淡淡的金，又与头顶那轮初升的淡淡的月牙儿遥相呼应。凉风拂面，香樟花的气息在这个城市的5月的街头若即若离地涌动。家，就在不远方，于是步子越走越轻快，这宁静的当下，对常年在急诊工作的我而言如此难得，多希望时光在这一刻停留。而兜里的手机，却"不识时务"地响了起来。这一次，它吹响的却是一场那样刻骨铭心的生死之战的号角。

    "我是海事局，我们出海工作船上有一名工作人员，突然大口大口吐血，船上没有急救设备，我们正加大马力往附近石浦港口驶去。现在，我们该怎么办？"电话里，海事局的工作人员万分焦急。

    我快速询问了3个问题：一是出血颜色。对方回答：咖啡色。这点非常重要，直接提示出血部位为消化道，而非呼吸道。呕出物为咖啡色，是消化道出血的一个重要特征。因为经过胃酸的作用，血液中的血红蛋白铁转化为高铁血红蛋白，颜色就会变成咖啡色。而呼吸道出血就不同了，没有经过胃酸的作用，颜色是鲜红的。同样是出血，呼吸道出血更加容易引发窒息，所以，呼吸道出血的患者一定要鼓励其将血咯出。尤其当出血量很大时，患者会下意识地控制咯血动作，这会直接导致窒息的发生，这种悲剧经常发生。而消化道出血这种风险相对就小多了。

    二是出血量、意识和皮肤情况。对方回答：出血量在1000ml左右，患者意识有些烦躁、皮肤潮湿。这是病情严重程度的估计,基本判断其可能进入休克状态。

三是基础疾病。这点对进一步抢救治疗非常重要。但遗憾的是,对方刚参加工作不久,对患者不了解。

"第一,不要慌,好好安慰患者;第二,患者要平卧,最好是头低足高位;第三,患者的头要转向一侧,以防呕吐时吸入呼吸道造成窒息,这点很重要!"我简明扼要叮嘱三点,同时告诉他,我也尽快赶去石浦港。对方的船那时距离石浦港口还有 60 海里(1 海里 =1.85km)左右,我预计也就 1 个小时时间。拦下出租车,直冲石浦而去。

石浦港位于象山县南端,距离市区 100 多公里。一个半小时高速飞驰,45分钟公路疾驶,接近石浦时,还有一段一边靠山、一边临海的山路。时间已近晚上 8 点。

我从未在这样的夏夜去过石浦。海风在草丛中游荡,星星在夜空中闪烁,萤火虫在夜幕里跳动出点点晶莹,岸边渔火与岸上灯火交相辉映,而远处,银色的月光洒满了平静的海面……如果不是带着如此急切的心情,那一刻车窗外的风景该是怎样抒情的啊!

3 个多小时后,终于赶到石浦台胞医院。患者已在 1 个多小时前抵达,医院作了很好的处理,包括输血、输液抗休克、止血等。但患者依然神志不清,原因是船上颠簸,尽管采取了一定的措施,但还是发生了轻度的吸入性肺炎,也就是说,血从胃里呕出时,一部分反被吸到气管及肺里,阻碍了肺组织正常的血氧交换,影响了呼吸功能。医院已经采取了气管插管、呼吸机辅助呼吸的办法,但病情仍然非常危险,随时出现再次出血及休克的可能。

除此之外,便是随后赶到的家属告知的患者的基础疾病——肝硬化。患者发生所谓的肝硬化时,肝内血管会被硬化的肝组织代替,从而导致下肢、腹部及消化道等部位的静脉血通过肝脏回流到右心室的通路受阻,血液另辟蹊径,错生旁枝,最终导致胃底、十二指肠壁等部位的静脉血管曲张、淤血,日久积累,压力越来越高,血管壁越来越薄,一点点诱因便会带来一场可怕的生命之灾。

眼下,这个患者就在这场灾难里了。根据对病情进展的预计,我们一致认为当地医院的硬件条件已经无法跟上后续的抢救治疗需要。转送上级医院迫在眉睫、别无选择。但是,这一场转送意味着什么? 这是一个看起来根本不可能完成的任务:一个依靠呼吸机支持呼吸的患者,一个大出血休克的患者,一个随时再次大出血的患者,4 个多小时的路程……我想不到合适的词,殊死一搏? 对! 殊死一搏。

患者家属、患者所在单位领导以及在场所有医务人员最终毫不犹豫地达成一致目标：与其坐等死神降临，不如拼死一搏。

　　常常会看到一些不负责任的媒体为博眼球故意歪曲舆论导向，硬生生把正常的医患关系炒作成两个对立面。然而，当病魔面目狰狞地靠近时，深陷其中的人也许才会明白谁是真正的敌人。当前这样紧张的医患关系下，我完全可以以一个专家的身份出面制止：风险太大，不能转！我的理由太充分了，这样转送的风险，签个告知单都能写满一整页。我相信我的这个决定走到哪里都站得住脚，可是，它偏偏在我的心里丝毫站不住脚。

　　我是医生，怎么可以放过任何一丝让他活下去的希望？

　　经过反复研究、部署，这场生死大转送启程了。拥挤的车厢里，患者躺着的担架占据了一大半空间。他的身上，三路静脉输液同时进行，分别输血、升压、补液；人工呼吸气囊在跟车的医护人员手中不断地有节奏地捏下、弹起，支持着这个摇摇欲坠的生命。我和两名当地医护人员挤在剩下的不到二分之一的空间里，一路摇晃着离开了医院。

　　车子冲进浓黑的夜色里，驶上了刚才那段依山傍海的小路。尽管驾驶员控制着车速，但不可避免的颠簸还是影响着患者。随着车身的起伏摇摆，咖啡色的呕吐物时不时地从他的口腔里涌出来，更让人难以忍受的是，黑色粪便失去控制地从患者体内不断地排出。小小的车厢里，血腥味、粪臭味还有我们身上的汗臭味交织混合成难以形容的恶臭，令人一阵阵作呕。然而，三人谁都没有吱声，埋头捏着皮球，管着液体，盯着屏幕，各司其职，目不转睛，汗流浃背。那段沿海的小路，方才宁静怡然的景致，已然恍如隔世。只剩下救护车的鸣笛和闪烁的警灯，在无边的夜色里撕开一条微弱的光带，急促地向着最后的希望飞驰而去。

　　这一路如此漫长！记不清输了多少液体，用了多少药物，只知道三人的衣服都湿透了，三双近乎僵硬的手在令人窒息的恶臭里，专心致志地轮流重复着机械地按捏。一双手捏不动了，第二双手迅速换上。4000多次，一次都不敢漏下。这是什么概念？你尝试鼓掌，毫不间断，你能坚持多少下？这需要难以想象的意志力。

　　一路还算平稳。眼见着就要进市区了，还来不及松口气，突然，大量的血液从患者口中喷涌而出，随即患者身下的血便源源不断地溢出来。这意外来得令人措手不及，血压、心率骤降，监护仪警报尖锐地响起。再往我所在的医院送根本来不及。救护车临时改道，朝着离高速出口最近的李惠利医院狂奔。

　　患者的心跳就在救护车狠狠地刹在宁波李惠利医院急诊室门前，瞬间停止了。好在，兄弟医院的医护人员一拥而上，1个多小时后，将他从死神手里狠狠地拽了回来。下一步必须送往ICU，问题又来了，李惠利医院和我所在的医院ICU没有床位。只得再联系宁波第二医院，找到最后一张ICU空床！

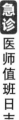

凌晨4点多,救护车再次停靠,这一次,是这场艰难的大转送的真正终点。当第二医院的同行接过担架时,三人瘫坐在地上,再也说不出一个字。有什么东西哽在喉咙里,一阵阵膨胀。鼻子发酸,视线模糊……

救护车还日夜不息地穿梭在城市的大街小巷,希望在一次次的呼叫里延伸,生命在急救医生的双手里不断地传递着。只是,再也无法复制那个夜晚在漫长的煎熬里对肩头责任的深深领悟,以及对职业使命的深深骄傲。一次,就足够一生铭记!

向所有奋战在急诊医疗工作岗位上的同行,致敬!

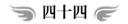

急诊室里的"矫情饰诈"（一）

"矫情"不是什么新鲜词了，不过近年来似乎很流行。今天谈的这个"矫情饰诈"是个成语，意思是以虚假的现象伪装欺骗别人。看到这个词的时候我就在想，这用来形容有些疾病实在是太合适了。

您会说，病还矫情饰诈？这又不是人。那请您接着往下看。

阑尾炎常见吧？但我想说，它最爱矫情饰诈了。你瞧，有时候它套上"别人"的外衣，有时候"别人"套上它的外衣，比如就很喜欢跟宫外孕、消化道出血扯在一起，这还不够，一回我遇到它，跟八竿子打不到边的另一个病扯上关系了。

很多年前的一个后半夜，我值班，运气挺好，并不太忙。凌晨3点多，来了一位患者，主诉发热1天，右下腹部疼痛，夜里疼痛加重，怕是得了阑尾炎。老百姓对阑尾炎还是有一定认识的，认为它比较容易得，而且一不小心还容易穿孔变成腹膜炎。所以，这位患者半夜三更扛不住，就跑过来了。

主诉腹痛的患者做常规体检，重点当然是腹部。果然，患者右下腹局部有明显压痛，按压腹痛点的手快速放开时，"哎呦！哎呦！"诱发了他一连串的痛苦呻吟。患者的主诉、症状和体征全部指向急性阑尾炎，几乎毫无非议。

按照常规，要请外科医生会诊。因为是后半夜，想让外科同事多睡会儿，所以就先帮他开了检查单，想等血常规及出凝血时间检测出来后，再转交给外科医生。

20世纪90年代初医院实验室的血液标本还依赖人工显微镜检查。十几分钟后，检验结果出来，白细胞计数超过1万/ml，符合炎症表现。但令人不解的是，检验师在显微镜下看到了很多形态异常的白细胞，约占19%。我拿过报告也很纳闷，这是血液系统疾病的表现啊！难道患者有白血病？不！这个病太可怕了，不能轻易下判断。我正犹豫着，值班的检验科同事推门进来了，一脸严肃。

"显微镜下看到很多形态异常的白细胞"

"你的考虑是?"其实,我们彼此心照不宣。

"是的,"她用力点头:"能不能说服患者,再抽点血,我想再仔细看看有没有其他线索。"

我跟患者做了解释,当然,暂时隐瞒了我们的判断。患者很配合。这一次,检测了血红蛋白和红细胞、白细胞计数、血小板计数等。

检验科同事再次推门进来的时候,一切似乎明了。显微镜下,她看到的异常白细胞非常像淋巴细胞,怀疑是淋巴细胞性白血病。但这次同时又发现患者血小板很低。为了进一步明确诊断,又动员患者做了尿液常规检查。一个优秀的检验师,与一个优秀的医师一样,抓住一点点线索就会"刨根问底"。

然而尿常规的检测结果并没有支持先前的判断,患者尿蛋白++++,也就是说,他的尿液中有大量的蛋白。我们的诊断思路陷入了困局。

多么奇怪的表现啊!我和检验科以及外科同事反复梳理关键词:腹痛、发热、血小板减少、淋巴细胞异常增多、蛋白尿,难道……难道是流行性出血热?

经过慎重商量,我们决定暂时不作手术,在抗感染治疗下严密观察。后来,患者的情况好转,最后确诊为流行性出血热出院。

这位患者的病情尽管矫情饰诈了一番,但他本人又是幸运的,遇到了一个"较真"的检验师,在几乎可以完全确诊为阑尾炎的前提下,把他果断拦在了手术室外。假如不是她,刀一旦开进去,这样的血液情况,后果真的不堪设想。假如,当时已经使用自动化分析仪做血液检测了,那么,那些人的眼睛才能见到的镜下形态异常的血细胞,是不是也会被忽略了呢?

这就是矫情饰诈的"阑尾炎"。

四十五

急诊室里的"矫情饰诈"(二)

上篇"揭穿"了阑尾炎的又一种"外衣"——流行性出血热,由此,很多业外的朋友认识了这种疾病,可能还想了解更多关于它的知识。这里,我先不忙着咬文嚼字地解释,再讲个关于它的故事。

故事一开场,就是抢救主人公的场景,测血压、接监护仪、开通静脉通道,忙而不乱。主人公是个中年妇女,来自北仑柴桥。当时来我院急诊的原因是下腹部疼痛伴血压低,考虑盆腔炎并发腹膜炎、感染性休克可能。

接诊医生一边抢救,一边详细询问病史。患者5天前在当地医院分娩了第二胎,分娩过程顺利。她怕医院动员她做计划生育手术,没等医生同意,产后第三天就逃回家了。哪知回家第二天,开始高热,下腹部剧痛。第三天,脸色极差,连站的力气都没了。家里人急了,马上送到当地卫生院。一查,血压很低,下腹部明显压痛和反跳痛,加上尿少,化验血白细胞很高,考虑盆腔炎并发腹膜炎,且出现感染性休克,病情危重。当地卫生院医生建议马上转上级医院。

一个产后5天的患者出现这样的症状,当地医院的这个诊断考虑我想无可非议。为慎重起见,请妇产科会诊,会诊意见支持之前的诊断。考虑到出现休克,为了更好地抢救患者,与妇产科主任商定将患者收入急诊病房,妇产科医生每日参与查房,两科协作,共同救治这位患者。

在强有力的抗炎、补液、抗休克等治疗下,入院第二天,患者体温就正常了,血压也恢复了,尿量也逐步增加。情况看起来在迅速好转,同事们都替这位"任性"的患者高兴。更何况,腹痛也几乎完全消失了,真的太有效了,有效到可以用"神奇"二字来形容。我隐约感觉不对,盆腔感染合并腹膜炎都出现感染性休克的患者,才一天多的功夫,就这样好了?是否有些过快了?可患者自觉症状好转是明确的,各项数据、化验报告又真真实实摆在那里,我想我是多虑了。

接下来几天，患者状态一天比一天好。唯一有些奇怪的是，尿量增加太明显，24 小时总尿量达到 4000~5000ml。理论上说，休克后的患者，肾功能多多少少会受到损害，多尿也是常有的事。只是，持续好多天这样的尿量，着实令人费解。再回过头想想自己前几天的不安，越想越觉得疑点重重。似乎，我的诊断思路被患者的症状体征"绑架"了，似乎这"盆腔炎、腹膜炎"的背后还隐藏着"真凶"。难道，会是流行性出血热？这怀疑听起来跟患者的表现大相径庭，可我还是坚持送了一个流行性出血热的检测。

第二天结果出来了，流行性出血热抗体阳性。看来我的怀疑是对的。拿着报告，我却又犹豫了（这是我多年锻炼出来的逆向思维），真的是流行性出血热，如此典型的表现，怎么又不是盆腔炎了呢？难道，流行性出血热还有如此奇特的临床表现吗？为了不留遗憾，也为了更坚定证实自己的推测，又连续跟踪了患者血中的流行性出血热抗体浓度。结果，报告的抗体浓度一次比一次高，数字是成倍成倍地增长。最后确诊就是流行性出血热，我差一点又被诈。

业内同行可能满腹疑问：流行性出血热为什么演变成这样？业外的朋友也许更奇怪，这是什么病啊，如此矫情！

在这里我又要卖一下关子，下篇里面找答案吧！

四十六

急诊室里的"矫情饰诈"（三）

从上面的两篇文章中，大家可以看到作为一名急诊科医师不但要具备丰富的知识，还需要一双"慧眼"，当医生常会有"蓦然回首，那人却在灯火阑珊处"的感慨，但也常常付出难以释怀的代价，被种种"矫情"的疾病所欺。

回到正题，关于流行性出血热，其实还有悲剧，虽然发生已多年，却不能不谈。20多年前，一位患者因中上腹痛来院急诊，查体有明显压痛及反跳痛，符合腹膜炎表现，同时伴有休克症状。当时医疗条件不像现在，CT 一查就一目了然。诊断急性坏死性胰腺炎后，建议外科手术治疗。结果术中发现胰腺只是明显充血水肿，胰腺表面有许多点状出血，并没有坏死。这个患者最后明确是流行性出血热所致。在医疗条件还非常有限的当时，类似的病例先后发生过三例，教训非常深刻。

先后三期关于流行性出血热的故事，大家对它的种种矫情饰诈产生了许多疑问。流行性出血热到底是怎样的疾病？它的表现形式到底有哪些？为什么会以阑尾炎、盆腔炎及胰腺炎这种八竿子打不着边的形式出现？

思 考

1. 流行性出血热是一种病毒性感染引起的传染性疾病，主要影响的器官是肾脏，正常或常见的表现为发热、休克及肾功能不全。作为一种全身性病毒感染性疾病，因为个体差异的存在，少数病人会出现影响其他器官为主的症状表现，所以会表现为阑尾炎、盆腔炎及胰腺炎等形式。

2. 病毒感染引发的疾病虽以影响一个器官为主，但毕竟是全身性疾病，一定要考虑到其他方面的表现。例如腮腺炎，有时也会侵犯胰腺，以腹痛为第一表现，让人误以为急性胰腺炎，有的甚至表现为附睾炎，大跌眼镜吧？据说，2014年广州出现的登革热也有多种"另类"的表现，有的还以脑损害、肝损害甚至心肌梗死等形式出现。其他病毒感染性疾病也会有类似情况。所以，遇到病毒感染性疾病时，一定要格外小心。

3. 关于流行性出血热的命名一直有争议。因为其主要影响肾脏，所以有人提出将其更名为"肾炎出血热综合征"。对此，本人并不赞成，因为自己亲历的它的种种矫情饰诈，觉得若是再更名，会误导医生的诊断思维。

本人临床经验有限，疏漏及不当之处，恳请大家批评指正。

从多年前"偷盗"看医生道德困境

　　从人类医学史上，有一位医师是不能忘记的，他叫安德烈·维萨里（拉丁名 Andreas van Wesel，也常做 Andreas Vesal），近代人体解剖学创始人，是科学革命的两大代表人物之一。

　　他于 1514 年 12 月 31 日出生在布鲁塞尔的一个医学世家。他的曾祖、祖父、父亲都是宫廷御医，家中收藏了大量有关医学方面的书籍。维萨里幼年时代就喜欢读这些书，从这些书中他受到许多启发，并立下了当一个医生的志向。

　　维萨里青年时代曾就读于法国巴黎大学。当时巴黎大学的医学教育还很落后，教授们讲课都是夸夸其谈，教学过程中，偶尔才上一次实验课，但是实验课都是由雇佣的外科医生或法院的死刑执行官担任教师，解剖的材料也只是猫狗或猴子等动物的尸体。解剖时学生只能看着，不准亲自动手操作。这样的所谓教学，维萨里感觉就像看街上屠户剁肉，学生根本学不到任何知识。

　　维萨里可不满足于这种模式，他做梦都想亲自操解剖刀，看看人体到底是一个什么样的结构。维萨里找到几个要好的同学一合计，做出了去偷尸体来解剖学习的大胆的决定。刚好那天小镇上处死了一名罪犯，深夜，维萨里与几个同学偷偷地来到绞刑架下，盗取罪犯的遗尸。他们如获至宝，连夜动手将尸体解剖得支离破碎。后来他们连续偷了好几具尸体，仔细地解剖研究。遇到没尸体可偷时，他们就来到郊外专找无主坟地盗取残骨，挑选其中有用的骨头，精心地包好带回学校，躲在寝室里就着微弱的烛光下，偷偷地彻夜观察研究，直到弄明白为止。

　　通过多次亲自动手，维萨里掌握了第一手资料，他凭借丰富的实践知识，利用业余时间，开始写作计划已久的一部人体解剖学专著。历时 5 年，于 1543 年，终于完成了按照骨骼、肌腱、神经等几大系统描述的巨著《人体机构》，哥白尼的《天体运行论》也于同一年出版。维萨里他在这部伟大的著作中,以大量、丰富的解剖实践资料,对人体的结构进行了精确的描述,《人体机构》一书是科学的解剖学建立的重要标志。这年他才28岁,成为比利时最年轻的科学家。

维萨里与尼古拉·哥白尼一样,为了捍卫科学真理,遭教会迫害。但他建立的解剖学为血液循环的发现开辟了道路,成为人们铭记他的丰碑。

之后,有不少科学家为了医学的进步和更好服务于患者,不断上演了维萨里的故事……

病理检查或尸体解剖对疾病的诊断和医学的发展有极其重要的意义。没有当年维萨里的研究或许至今还不知道人体的结构是怎样,也不可能有现代医学的今天。随着自然科学的发展,医学科学逐渐形成了许多分支学科,它们的共同目的和任务就是从不同角度、用不同方法去研究正常和患病机体的生命活动,为防治疾病,保障人类健康服务。

病理学研究主要方法有尸体剖检和活体组织检查,前者对死亡者的遗体进行病理剖检(尸检)是病理学的基本研究方法之一。尸体剖检,不仅可以直接观察疾病的病理改变,从而明确对疾病的诊断,查明死亡原因,帮助临床探讨、验证诊断和治疗是否正确、恰当,以总结经验,提高临床工作的质量,而且还能及时发现和确诊某些传染病、地方病、流行病,为防治措施提供依据,同时还可通过大量尸检积累常见病、多发病以及其他疾病的人体病理材料,为研究这些疾病的病理和防治措施,为发展病理学作贡献。显然,尸检是研究疾病的极其重要的方法和手段,人体病理材料则是研究疾病的最为宝贵的材料。世界上不少文明先进国家的尸检率达到90%以上,有的国家在法律中对尸检作了明文规定。我国的尸检率还很低,十分不利于我国病理学和医学科学的发展,亟待提高。如各种肿瘤有不同的特点,不同的肿瘤有不同的治疗方法,如果没有病理学检查和诊断,也就没有办法分类,何谈治疗?

为了说明问题 举一个实例来说明问题。

曾经一位二十几岁的小伙子,因为发热、心悸、胸闷入院。检查发现有明显的心肌损害,心肌有缺血表现,不时出现心律失常,诊断为急性心肌炎依据充分。只是,经过很长一段时间治疗,患者一直不见好转,有时还会出现心功能不全甚至肺水肿,院方组织了多次全院进会诊,都认为诊断明确,治疗措施也正确,以为个体差异,起效还需要一段时间。但事与愿违,经过近一月多的积极抢救和治疗,全科室的人都筋疲力尽,他却每况愈下,非常痛苦。最后,在那年盛夏一个闷热到令人透不过气的半夜,离开了人世。为了明确诊断,做了尸体解剖,最后诊断为极为少见的心肌结核。如果没有尸体解剖,会给医师留下永远的遗憾或错误导向,类似的错误可能还要不断重现。

这种遗憾还有很多很多。

作为一名医生，必须有为医学献身的精神。但是，在现今社会，我们必须遵守行业内的法律法规，不允许我们再做维萨里类似"偷盗"，我们很清楚把每一位患者的诊断特别是死亡患者的病因搞清楚，一定会促进医学的发展，这种价值没有任何其他方法可以替代，但是留给我们太多的遗憾，为医学献身精神与法律法规之间的巨大冲突是最大的困惑，也是阻碍医学发展的最大障碍之一。

医生在职业生涯里，作为医生本身必须牢牢把握道德标准，在依法行医基础上，不忘使命。同时医师多么需要一个利于医师发扬职业精神、推动医学发展的良好的政策及社会环境。

多希望有一天，国家立法规定对有价值的不明原因死亡者进行医学研究，让医学生命科学领悟少一些遗憾，少一些不解之谜。

也多希望有一天，我们下一代、下下代的医生，能有更好的职业环境，放手为患者健康、为医学发展去拼搏，去执着。

这是我做了 30 多年的梦。

尿液中出现蛔虫的"悬案"

那是至今未解开的"悬案",屈指一算,恐怕时隔30多年了。

那个患者是名中年男子,来自贫困山区,看上去生活有几分窘迫。因为发热、全身明显水肿1个月来院急诊,检查发现患者高热,营养情况极差,有严重肾脏功能损害,已达到了尿毒症诊断标准,尿液中有大量蛋白尿,立即收住入院。

入院后,患者伴有重症感染、多器官功能衰竭,生命体征不稳定,即使积极抢救,也没能阻止患者病情的持续恶化。对于这位患者病情,我与同事反复研究、讨论过多次,如此严重的全身表现,却找不到线索指向起病的根源。这中间还发现了一个令人匪夷所思的情况。

有一天,我去查房时,无意间瞥见患者尿壶里的尿液,有些异样。我随即停下来仔细观察,尿中有一些白色长条状的物体,像是在水里泡烂的棉纱线,又似乎不是棉纱线。我戴上手套摸了摸,又用双手拉了拉,这东西居然是有弹性的。

回办公室,我把情况跟同事一说,大家都非常奇怪,跑到床边再去观察半天,最终谁也说不出个所以然来。最后取了尿液标本,送去请教了许多老教授,教授们也从来没有见到过这种情况,最后大家商量把标本送去做病理化验,也许能知道答案。

事出蹊跷,病理科的同事非常慎重,把尿中的不明物体切成非常薄的薄片,反复在显微镜下观察。显微镜下,这物体的横断面是一圈圈的花纹状结构,完全不像人体组织。会不会是寄生虫之类的?标本随后被送到了寄生虫病学老师手里,经过多方"会诊",最终确认这些不明物体是糜烂的蛔虫虫体。太不可思议了,这个结果让所有人都大跌眼镜,蛔虫成虫怎么可能进入尿液?这是医学上无法解释的现象。

为什么蛔虫成虫会出现在粪便中,但无法进入尿液?我们来介绍下蛔虫在人体的成长过程。

蛔虫病是一种最常见的寄生虫病。蛔虫卵被人吞食后,大部分会被胃酸杀死,剩余部分侥幸逃过一关,进入小肠,随后发育成成虫,并产卵。每条雌蛔虫含虫卵 2000 万个以上,通过消化道排泄出体外的每天约 20 万个,这些虫卵便成了感染源,感染下一个患者。依次循环。

知道蛔虫在人体的成长过程后,还需要搞清楚它是怎么进入人体的。一是食物感染。食用附有虫卵的生菜、水果,或食入被带有蛔虫卵的苍蝇和尘土污染的食物。二是经手感染。没做到饭前便后洗手,导致蛔虫卵被带入口中。三是饮用水污染。直接饮用未经处理的被虫卵污染的河水或池塘水。四是呼吸道感染。尘土中的蛔虫卵可被吸入呼吸道,然后再被吞入消化道。

蛔虫卵一旦进入人体,在它发育到成熟的整个过程中都会给人体造成危害。首先幼虫在人体内"旅行"的过程中,如果误入"歧途"就可以造成各种异位损害。比如转移到眼球可引起失明,移行到肝脏可引起肝大,误入到脑、肾甲状腺等处可引起脑膜炎、癫痫、尿不正常或相应脏器的炎症。如果短期内吃下大量有传染性的虫卵,当它们蜕皮成为幼虫时,到达肺部可引起蛔虫性嗜酸性肺炎。成虫定居在肠道内,由于虫体本身对肠道的机械刺激以及它所分泌的毒素和代谢产物,可以引起消化道功能紊乱,如腹痛、食欲不好、腹泻等。一旦发热或发生呕吐时可以呕出蛔虫。蛔虫亦可从鼻孔或肛门爬出来或随大便一起排出。蛔虫感染严重时,可以使儿童发生营养不良、智力迟钝和发育落后,有时表现为烦躁不安、易怒、失眠、磨牙,甚至惊厥等,严重影响儿童的身体健康和生长发育,有时还可以引起过敏反应(如顽固的荨麻疹等)。

蛔虫有爱钻孔的习性,当蛔虫受到各种刺激(如高热、消化不良、驱虫不当等)时,就会发动骚动,引起蛔虫病的并发症。最常见的是胆道蛔虫,蛔虫钻入胆道内,发作起来一阵阵有上腹部剧烈绞痛,使患者哭叫、打滚、出冷汗。其次也可以发生蛔虫性阑尾炎,突然发作腹痛,以后渐渐转到右下腹绞痛,在疼痛缓解时,在阑尾处有时可摸到蛔虫的条索。蛔虫集结成团,可以堵塞肠管造成蛔虫性肠梗阻,如不及时有效的治疗,也可以发生肠坏死和腹膜炎。此外当蛔虫病病人昏迷或用大量镇静药时,蛔虫可以从咽部钻入气管造成窒息。当钻入其他脏器(如肝、胰等)可发生脓肿或炎症。因此不要小看蛔虫,它闹起来也可酿成大祸,危害人们的生命。

认识了蛔虫的在人体中的生长发育过程,公众应该了解了蛔虫的成虫绝不可能在尿液中出现,除非蛔虫成虫在人体内流窜,到了膀胱外,钻透膀胱壁才有可能在尿中出现,但要证实这一点必须通过病理学的手段才能证实,也就是说要把病人的整个泌尿系统(肾、输尿管、膀胱)都拿出来检查有无蛔虫穿行过膀胱的证据,即蛔虫爬入泌尿系的过程,这在现实工作中是根本不可能完成的。

前面提到的这位患者,由于病情的急剧恶化,最终离开了人世,带着无法解开的谜。

这个"奇案"引发了几个立志为医学事业献身的医学青年的"斗志",在查阅大量文献资料无果的情况下,经过反复与家人商量,家人也非常配合,最后同意做尸体解剖,在病理学教授的积极努力下,历时一个多月,明确死者身上没有蛔虫进入泌尿系统的任何证据。

为了解开这个谜,医院又组织了一场多学科参与的病历讨论,排除种种猜测后,大家最后认可了一种听起来天方夜谭般的猜测:也许这是一个心理疾病患者,自己将排除体内的蛔虫虫体从尿道口塞入其泌尿系统。

但这也仅仅只是猜测,真相在哪里,恐怕只有上帝才知道吧。

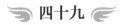

四十九
医生需要警惕的"乡情"

这个故事源自一个乡村医生的口述。

故事发生的小村坐落于风景如画的四明山区，依托着秀丽的江南山水，小村风光旖旎，民风淳朴，邻里和睦，宛如世外桃源。村中有个凉亭，是村民休憩的好去处，从前聊家长里短的多，随着生活水平的提高，村民们开始更多关注起健康。加上凉亭紧挨着村里的社区卫生服务站，所以，村民们的话题更多集中在了健康养生上。

可是一桩医疗上的案例，引发了小村不小的"地震"，引发了对乡情的思考。

那是一年多前初冬的深夜，村民夏某某，男，65岁，打完麻将后感到上腹部疼痛，来到社区卫生服务站。

"医生，我打麻将打得晚了，可能是肚子饿了，现在有点胃痛"，他诉说："我以前就有胃病，饿了经常发作，是不是可以给我配点胃药？"

医生一看患者没有挂号，碍于乡里乡亲的情面，也不好意思说。村里老百姓都低头不见抬头见，谁有个头痛脑热的，都习惯进门就看，很少挂号。于是，先做了简单的体格检查：听听心脏肺部没有异常表现，腹部无压痛，但有点腹胀。

"你给我配点奥美拉唑就可以了，我以前胃痛，一吃就灵的。"患者见医生没有开药的意思，再次要求。

那晚的值班医生向来比较认真，他蹙着眉头想了想，提出了让患者去中心卫生院进一步检查的意见。

"真的，我就是老胃病，肚子一饿就会痛，你就给点胃药就行了，别那么麻烦了！"患者依然坚持。

"那你先去挂个号，我给你配点胃药，"医生回答说："最好还是去中心卫生院去查一下心电图。"医生很不放心。

"我医疗保险卡没带,那算了。"患者随后给妻子打电话,不一会儿,患者的妻子带着胃药来社区卫生服务站。医生还在边上劝:先不要服药,先去中心卫生院做个心电图。患者对医生一而再再而三的要求有些认真起来了,马上打电话给住在镇上的儿子,让他开车来接,随后在妻子陪同下,回家拿医保卡去了。

令人意想不到的是,20分钟以后,患者在家突然倒地,小便失禁,呼吸困难。家人立即拨打120急救电话,在紧急赶往中心卫生院抢救途中,患者心跳、呼吸停止,一路抢救到医院,随后医院投入了2个多小时的抢救,依然没有挽回他的生命。

对患者的去世,家人非常伤心,这是可以理解的,作为医生也感到非常震惊。但接下来发生的事,让医生更加心寒。患者家庭在当地有不小的势力,加上儿女中还有当地政府机关领导,家属随后大闹社区卫生服务站,一度导致卫生站无法正常工作。中心卫生院领导也花了大量人力去应对这场"灾难",反复谈判、第三方调解,前后花了半年多,最后无果,双方站上了公堂。

作为医生和社区卫生服务站,非常委屈。在患者没有挂号的前提下,医生已经提供了医疗服务,并预计到了可能存在的风险,多次建议患者去上级医院,应该说完全尽到了责任。家属认为,既然预知了风险,为何当时不采取措施避免风险发生?患者已经到了社区卫生服务站,卫生服务站就得负责。

 思 考

1. 是关于医疗合同的成立。一般认为,医疗合同的订立过程一般表现为患者前往医疗机构挂号就诊,医疗机构接受患者就诊,因此确立合同关系。也就是说,没有挂号的医疗行为,实际上对双方不存在法律上的约束。但是在基层,不挂号直接就诊的行为确是一种普遍现象。就连在三级医院,也常常有患者不挂号,不顾前面就诊患者隐私,拿着化验单冲到医生面前。有些甚至对医生提出的挂号要求骂骂咧咧:我问问结果都问不来?看个化验单也要挂号?医生到底该碍于情面,还是依照诊疗常规办事?

2. 是医疗纠纷发生后,除了案件本身,家属事后的过激行为给医院造成的损失,该不该赔偿?

3. 是医疗机构的服务能力是有限的,那么,承担的风险或者责任是否也应与其服务能力相一致?如何从法律法规上去明确?

五十

肺炎与腹主动脉瘤的"情节"

肺炎与腹主动脉瘤有什么情节,这完全是一个牛头不对马尾命题,可就是这样一个看起来完全不相关的疾病,引发一个值得思考的问题。

那是一个30多岁的女青年,因发热、咳嗽1周左右来院就诊。其实她病情并不重,体温不算太高,胸部CT显示右下肺少许炎症。要不是患者强烈要求住院,加上那天急诊病房刚好有空床,这个故事我就不会经历了。

医生按照诊疗常规给予治疗。第二天我查房,按照多年习惯,在听取主管医生详细汇报她的病情后,我依然再次仔细询问了她的情况。我认为,同一个病人,每个医生采集病史时关注点多多少少会有些差异。所以,每一个经我手的病人,我都会坚持自己采集第一手病史资料。

这位患者的第一次住院,生命体征正常,心肺听诊也正常。只是在腹部检查时,隐约感觉左下腹部饱满了一点。再与其右下腹比较,感觉更加明显,似乎深部隐藏了什么东西。对于患者身上任何的可疑,作为医生,都要像研究课题一样去对待,这是我的态度。当场,我建议马上做腹部CT。主管医生有些为难,那段时间,医院刚好有2台CT同时在维修,要做个CT得排上好几天的队。这个患者的病情并不紧急,过上两天吧?我坚持当天必须完成,看起来当时的我确实有些不通人情。

好在我的同事都了解我的性格,知道我这个人的习惯,一旦对病情有些疑问,一定要第一时间搞清楚,要把问题解决在早期,把风险控制在萌芽状态。

快到下班前,检查结果出来了,让大家大吃一惊,真的没有想到,患者左下腹有一个巨大的夹层动脉瘤,直径有15cm,随时有破裂死亡的可能,好险,主管医生吓出一身冷汗。

不是学医的朋友可能并不清楚动脉瘤的危害。打个比方,假设动脉血管是自行车轮胎,动脉瘤就是轮胎局部的"鼓包",稍不留神,就会破裂。轮胎破裂气体会漏光,血管瘤破裂的话,血管内的血液会迅速大量外溢,随时导致死亡。

用专业的话来说,主动脉就好比"大水泵","大水泵"将破未破之时,形成的"瘤样"膨大,我们叫它"主动脉夹层动脉瘤",也被形容为人体的"不定时炸弹"。这种在CT片上呈现出来的"瘤",其实是血液误入歧途闯入血管壁而形成的"瘤",若再将薄膜般的血管壁冲破,引起大出血,后果不堪设想。

主动脉夹层动脉瘤虽然拥有"瘤"的头衔,却与我们平时所说的"肿瘤"有着天壤之别。肿瘤是细胞的异常增生,常常是恶性的,比如癌症;而主动脉夹层动脉瘤是动脉的异常扩张所致,它既不是恶性肿瘤,也不是良性肿瘤,但它破裂致死的凶险度却超过任何肿瘤,且误诊率极高。若不及时治疗,1周内死亡率超过60%,3个月内死亡率可达90%以上。

也可以说,它不是肿瘤,却比肿瘤凶!

面对这个结果,患者和家属一直不信,哪有那么可怕,患者看起来那样正常。详细解释了CT表现后,家人这才开始紧张起来。其实此时此刻,更紧张的是医生,如此大的血管瘤,随时会发生破裂,一旦发生,必然回天乏术。这个完全可以预知的可怕结局,让我们坐立不安,必须紧急手术。

或许眼前的患者看起来那样正常,加上家庭条件较好,家属商量后,决定两天后去杭州手术。我们仍然坚持马上手术。家属态度很坚决,说已经联系好床位,一定要等到两天后去杭州手术。算算时间只剩下36个小时不到,家属固执己见,在充分告知风险的基础上,只能尊重他们的选择。

当谈好这一切已晚上9点多了,我带着一种说不清的感觉回家了。

接下来的30几个小时,病房里所有医护人员都在暗暗祈祷,千万要平安度过啊!

终于等到她出院的那一刻,患者看起来情况还是很平稳,悬了两天的心终于可以放下了。家属办好转院手续,正准备离院时,最可怕的一幕还是发生了,下床的瞬间,患者突然一阵腹痛,腹部瞬间鼓起来,皮肤湿冷,心率加快,血压下降……再抢救也来不及了,更别提送进手术室。几分钟时间,一个鲜活的生命在家属惊愕恐慌的眼神里,在我们争分夺秒的抢救中,还是离开了人间。这一幕,我和所有在场的医生都无比痛心,永生难忘。

发现问题领先一步,解决问题更要领先一步。可是,第一步容易迈,第二步想要迈出去,不得医患双方齐心协力吗?在治疗措施选择上,有些时候医生根本身不由己,患方有选择权和决定权,你若是去坚持你的决定,必须得保证你的决定是万无一失的。否则,因此造成了风险后果,谁来承担?

另外,在没有明确依据的前提下,给一个诊断为肺炎的患者做腹部CT,是否合理?假如结果是正常的,那么是否又有过度检查之嫌?如果体检时没有发现蛛丝马迹,漏下了这个重要检查,最终导致患者"不明原因"死亡的话,医生还说得清吗?

看似非常轻症的一个普通小肺炎,谁会知道隐藏如此大的风险。

医生又是个依赖经验成长的职业,但这些经验,有多少是让医生痛苦甚至是付出代价的教训?

做医师真是天天如履薄冰!

病人"失踪"案引发的亲情危机背后

回想起来,这事发生至今有 10 个年头了吧!

那是个初夏的早晨,凉风习习,一路赏着鲜花、听着鸟鸣,闻着风里柔柔的初夏气息去上班,心情如这天气,格外晴朗。推开办公室门的瞬间,有种莫名的兴奋感,这又将是奋斗的一天啊!不曾想到,一场纠纷悄悄来临。

刚换上工作服准备去交班,听到外面一阵喧哗,紧接着,门外涌进一个操着外地口音的年轻小伙子,气势汹汹,一副打架的架势。为首的那个人上来就拍桌子,然后指着我的鼻子大声质问:"3 年前,我爸从奉化用救护车送到你们医院的,现在人去哪里了?把我爸交出来!"

不等他说完,后面跟着的人冲上来推推搡搡:"人不见了,你们医院要负完全责任!你不给我们一个满意的答复,这个事情,我们跟你们没完!"

我在几人野蛮的推搡拉扯下摇摇晃晃,整个人都懵了。等回过神来,意识到他们的来意时,方才晴朗的心情一下跌到了谷底。说实话,3 年前的病人谁还记得清楚?而此时我的病房里真的没有这样一个找了 3 年都没找到家属的病人啊!

经过反复交流沟通,终于明白对方来意。

原来,3 年前,小伙子的父亲因为骨折住进奉化当地一家骨伤科医院。骨科手术后,病人突然出现大咯血,因为是一家专科医院,对抢救大出血没有经验,后由当地 120 救护车送来我院。当时小伙子并不在老人身边,据他说 3 年来,他寻遍了各大医院,至今没有老人下落,只知道是送到我们医院后他父亲失去消息的。所以今天带着朋友到医院要说法来了。

事情真的来得太突然,我拼命搜索我的记忆库,隐约有些痕迹,但当时无法回忆起更多信息。我只能实事求是回答他:"好像是有这么一个患者,但很抱歉,我具体记不清楚,我们再重新仔细查一下记录,再回答你们好吗?"

"3年多了，人现在还没有找到，肯定是被你们处理了！"

"肯定是嫌我们没有钱，你们……"

"你们太不负责了，我们要上法院告你们！"

对方不依不饶，一会儿拍桌子，一会儿骂人，个个凶神恶煞，好像我们犯了不可饶恕的大罪！

真是一点商量余地都没有，就这样纠缠了一个多小时，对方看我们也没法给答复，不知谁提议去找院领导，一群人撂下狠话，骂骂咧咧摔门而去。

趁这空隙，赶紧跟科室医生一起查阅病历，终于把来龙去脉搞清楚。原来这位老人3年前因咯血由当地的120送来我院，急诊医生与120随车医生交接班后，转身发现家属不见了，于是一边汇报医务科，一边开通绿色通道组织积极抢救。当时，老人的咯血很凶，急诊CT查明是肺结核引起的大出血，于是紧急做了支气管动脉介入治疗（从大腿部位的股动脉处插入专用的导管，到达胸部降主动脉，找到出血的支气管动脉，用吸收性明胶海绵等阻塞血管以达到止血的方法）。手术结束后，观察病情稳定，考虑到老人是结核病，依法要到专门收治结核病的定点医院去治疗（当时宁波的定点医院是宁波市保黎医院，离市区大约20km）。因为无法找到家属，院方只能派医生通过市120救护车护送到了保黎医院。我们还在医务科找到了当时向110报案的记录，公安民警查到过老人儿子的手机，但打过去一直关机，后来直接停机了。老人在我院的整个过程就是这样，医院信息系统里有清楚的记录。

只是老人离开我院后究竟怎么样了，3年多了，他是好转了，还是病情恶化离开了人世，我们真的不得而知。3年来，也从来没有一个人到医院来寻找老人，怎么时隔那么久，家属才想起到我们医院找人？我们很不理解。

面对清楚的事实，对方依然不肯罢休，一口咬定医院撒谎，伪造病历和资料，一定要医院交出人来，不然就赔钱！

为了证实医院尽到责任，也为了搞清楚老人的下落，医院派人和老人儿子一同前往保黎医院去一探究竟。

一到那里，我们松了口气，老人的儿子傻眼了。时隔3年，老人的肺结核不但完全好了，而且在医护人员的照顾下，养得白白胖胖，精神非常好。一见到3年多不见的儿子，老人激动地流下了热泪。再看那个儿子，哪里还是之前那个急切要我们交出老人的孝顺儿子啊！脸红一阵白一阵，一脸丧气。

其实，保黎医院在治愈患者后，也通过各种渠道查找老人家属信息，无奈老人说不清楚，多方查找无果，老人就在医院安家了，一住就是3年多。后来我们得知，保黎医院送老人出院也是费了一番周折，老人的儿子翻脸不认账，三推四托，死活不肯接受父亲回家。

这个不孝之子的真面目彻底暴露。本以为3年多了，当时病重的父亲肯定不在人世了,他来演一出孝顺儿子的戏码,想借此敲医院一笔钱,哪知道结果是这样。

故事结束了,留给我们的不仅仅是对这个冷漠的亲子关系的心寒,这场"失踪案"引发的亲情危机背后,是更多的医患危机。患者的病情那么凶险,假如当时真的没有抢救过来,我们怎么证明医院的抢救是积极的,是完全尽到努力的?老人的后事又该怎么处理?假如我们当时没有报警,谁又能证明我们积极寻找过家属了?是不是正中家属的下怀呢?家属可以随便对医护人员轻则辱骂,动则打砸,常常不需要付出代价,那么,谁来维护我们的尊严?

而类似的经历,许多医生都会遇到。我们并不求鲜花和掌声,当我们一心一意为患者健康努力时,我们只希望能少一些莫名的身心伤害,少一些别有用心的人身攻击。

五十二

纳差腹胀隐藏的杀机

纳差，通俗一点讲就是没胃口。纳差、腹胀通常会"相依相伴"，跟早几期我们提到过的头晕、乏力一样很常见。心情不好了，身体疲倦了，压力过大了等，都会导致纳差、腹胀，所以，大多数情况下，人们并不会把它当回事，反正过几天就好了。然而人体毕竟是个有机体，它的任何反应都不会无缘无故，包括这些看起来微不足道的表现。

两周前，我遇到了这样两个病例。

那天是周五，病房里还算平静，平时挤得满满当当的病区，那天倒空出了两张床。下午的时候，我跟急诊室联系，看看是不是有需要住院的病人，是否能早点办手续住进来，免得夜间值班医生一个人忙不过来。接近 16 点的时候，两个强烈要求住院的老人一前一后进来了，症状都是纳差、腹胀两三天。

病人一进病房，大家就分头去了解病情。先由住培（住院医师规范化培训）医生单独去采集病史，这对他们是很好的锻炼。他很快回来了，看上去很轻松的样子。我随口一问：情况怎么样？他很高兴地回答：主任，病人一般情况还不错。除了纳差，还有点腹胀，家属想全面检查下。办公室的同事都松了一口气，不是重病人就好，至少夜里值班同事不至于太忙，而我们抓紧处理完，难得地可以准时下班。想到这里大家干劲更足了，谈话的谈话，开医嘱的开医嘱，一起搭把手帮忙，仿佛那怡然自得的周末时光就在面前晃来晃去了。

我还是这个习惯，除了下班前到每个病人跟前巡视一下，新病人一定要亲自去问问病史。

先是走到第一位老人床边，一看，老人慈眉善目的，丝毫没有病痛表情，一见到我就说：我没事啦，女儿一定要我住院。这不浪费钱嘛！我劝老人安心检查，随后详细询问病史。老人 3 年前有下肢静脉血栓的病史，没有高血压、糖尿病等其他疾病史。老人说近 3 天不知怎地就不想吃饭了，肚子有点胀，没有发热呕吐等其他不适。我一边跟他拉拉家常，一边细细做体格检查。头面部及胸部检查没有发现任何异常，当检查到腹部时，手轻轻按压下去，腹部比较饱满，没有明显压痛，也没有肿块等。再看了一下在门诊做的腹部CT（图52-1、图52-2），好像有一点点腹水，部分小肠有点水肿，直觉似乎纳差、腹胀背后隐藏着什么。

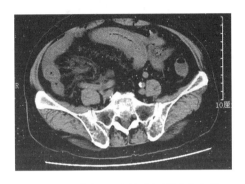 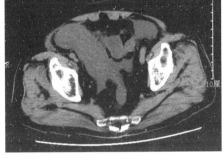

图 52-1　腹部 CT 平扫图，肠壁有水肿　　　　图 52-2　腹部 CT 平扫图，肠壁有水肿

　　我那凡事都要"领先一步"的习惯又开始指挥我的行动了，临下班前，本来已经很放松的办公室因为我的坚持又陡然紧张起来。开单、联系CT室紧急做肠系膜增强CT，对于加班大家都习以为常，所以整个流程很顺畅。我亲自陪同病人去了CT室，尽管心里有些怀疑，但当我真的看到病人腹部里隐藏的巨大杀机在CT下无处遁形时，还是吓了一大跳。病人的肠系上动脉起始及肠系膜下动脉有明显的狭窄，腹主动脉有巨大的附壁血块，更严重的是病人门静脉还有巨大的血栓（图52-3、图52-4、图52-5、图52-6）。很明显，这个病人是因为门静脉血栓栓塞引起的腹胀、肠壁水肿和腹水。回到病房，立马下了病危通知书。

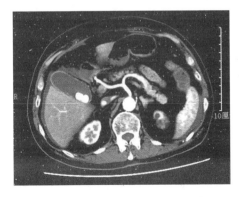 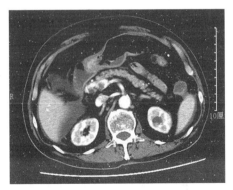

图 52-3　肠系膜上动脉起始部有狭窄　　　　图 52-4　肠系膜下动脉起始部有狭窄

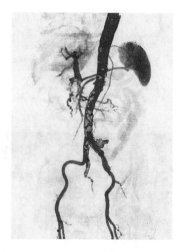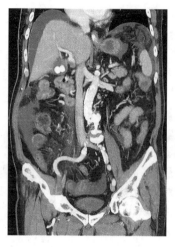

图 52-5　腹主动脉有巨大的附壁血块

图 52-6　门静脉有血栓栓塞

　　另一个同样原因收入院的老人退休前还是个医生，入院前也没有做过任何检查。那天也是怕她出现类似的问题，也紧急给她做了个肠系膜动脉的CTA，结果是肾脏多发性梗死。真是什么偶然都在那天晚上让我们碰上了，也又一次见证了领先一步的"魅力"，只是那个周末，又泡汤了。

　　面对门静脉有血栓、肠壁有水肿同时又发现腹腔有腹水（可能肠有早期的渗出或坏死）的病人，这时最大的问题是要明确病人的肠子到底有没有坏死，是不是需要手术治疗，这通过CT等检查很难给出明确的答案，还是需要临床综合判断。本文中的那位病人最后通过组织全院总会诊明确，在严密观察病情的基础上先保守治疗，一是考虑到病人年龄较大，二是腹部没有压痛。

　　离开病房的时候，看看时间已是晚上9点整。月华初上，万家灯火，而我走在这城市喧嚣减退的街头，疲倦与饥饿之下，思绪依然不停翻腾，一直在想如果自己不去床边看一下，明天早上病人会是什么结果，想想真可怕，如果……还有很多如果。

　　也许，下一次你遇到的许多纳差、腹胀的病人，也依然没有太大的问题，但是，你不要忘记，正是因为一次规范的体检，我们才躲过了这个危机，这次"逃脱"是侥幸还是必然？怎样在类似的病人身上保证做到不会漏诊或误诊？怎样最大程度保障病人的生命健康，保护自己的安全？从中，我们可以吸取多少经验教训？

　　我写这篇日志的目的，只想通过这个病例来分享给大家，来提醒大家，不要小看纳差腹胀，也必须认真对待，特别是当普通腹部CT发现有少许腹水或肠壁有水肿的病人，必须高度重视！

小贴士

门脉血栓栓塞：

门静脉由肠系膜下静脉、脾静脉、肠系膜上静脉汇合而成、回收来自腹腔脏器的血液。门脉发生血栓栓塞，那些组织静脉回流就会障碍，时间一久就会导致肠及腹腔脏器的血液供应或氧气的严重缺乏，最后会造成肠子坏死，这种病半数以上病因不明，但可能与全身或局部感染（如化脓性门静脉炎、胆囊炎、邻近部位的淋巴结炎、胰腺炎和肝脓肿）有关。门脉血栓栓塞可发生于的肝硬化患者，常并发于肝细胞癌病例，还可发生于妊娠（特别是子痫患者）和引起门静脉淤血的患者（如肝静脉阻塞、慢性心力衰竭、缩窄性心包炎）。胰腺、胃或其他部位肿瘤侵袭门静脉时也可引起门脉血栓栓塞。有血栓形成倾向的血液学情况也可导致门脉血栓栓塞。它也可见于肝胆手术或脾脏切除术后。

❥ 五十三 ❧
致命的皮肤感染

急诊室,时常是"鬼哭狼叫",充满血和泪,最终恰是阳光明媚,充满欢笑,无尽的温暖;有时候看起来毫不起眼、让人不屑一顾的表现,却要付出生命的代价,这是多么残酷,让人心痛。例如小腿一块小小的皮肤红肿,你会想到,可能要让患者付出生命的代价吗,每当一次次悲剧的发生,人们要承受一次又一次的无法形容的痛苦、无助,这些能给我们带来怎样的警示?

这是一件曾经引起广泛关注的一个病例。2011年9月,一位23岁的小伙子在象山海边作业时,发现左小腿皮肤有点红肿起水疱(图53-1),到附近医院就诊后,发现血压有点低,就直接来到一家市级三甲医院,患者没几个小时皮肤就有点发紫,当时范围还很小,血化验白细胞很高,血压偏低,给人一个感觉似乎还有什么问题在,似乎还隐藏危机,接诊的医生警惕性还是比较高,就立即安排了住院治疗,到了下午他们还是不太放心,请了我去会诊,一见到病人这样的皮肤表现,又是在海边工作,让人马上联想很可能是海洋源性创伤弧菌感染早期表现。这病发病率不高,许多医务人员没有见过,也不知道这病的后果,其实

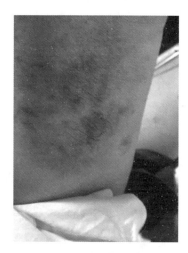

图 53-1 皮扶早期感染表现

海洋源性创伤弧菌感染是一种极其凶险的疾病,细菌和毒素会在短期内迅速扩散,导致皮肤、肌肉坏死,最后影响到所有器官,结果心肺肝肾脑等所有器官功能衰竭而死亡,这是我见过最可怕的皮肤感染,唯一可能有效的办法是尽早进行截肢手术,阻止细菌和毒素向全身扩散,同时用强有力的抗生素,或许还

有一点点希望,这是个让人非常难以接受的治疗选择。大家可以想象,这么一个活蹦乱跳的小伙子,腿上如此不起眼的发炎,居然要他截肢,如果是你,你会接受吗? 给家人交谈病情后,患者和家属坚决拒绝,无论医生怎么做工作,患方都认为是医生小题大做,说实在在场的有的医师人员因为没有见到过这种病,也暗暗在想,有这么严重吗(事后交流时,都说没想到)?

19 个小时后,小伙子的腿出现了无法逆转的坏死,并出现了多脏器功能衰竭,一切都朝着医生"预言"的可怕的后果发展,并已无可挽回,最终因为感染性休克抢救无效死亡。

这样的病例在夏季还是时有发生。北仑也曾有一位 79 岁老人,因下肢红肿未引起重视,病情迅速恶化,出现多脏器功能衰竭。2012 年 8 月,也有同样的病例发生,一位脚部红肿伴发热的病人,病情迅速进展,最终也失去了生命。还有今年夏天,一位象山的渔民,长期酗酒,出现了皮肤红肿,红肿部位中心有点发绀坏死,医生叫他住院,他不听。回家后第二天大片皮肤发紫、坏死,出现了休克症状,家人再将其送至医院并被收住入重症监护病房后,发现已出现多脏器功能衰竭。接到当地医院会诊请求,我马不停蹄赶到象山,病人已生命垂危(图 53-2、图 53-3),虽经手术、血液透析、抗生素等治疗,整个抢救小组忙了一天,最后还是没能挽回病人的生命。

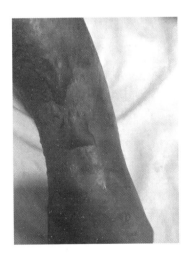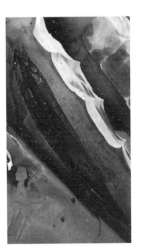

图 53-2　海洋源性创伤弧菌感染表面表现　　图 53-3　海洋源性创伤弧菌感染切开后表现

类似病例在浙江温州、台州及宁波地区的夏季还是可以遇见,问题是下次当你遇见时,你会高度重视吗? 除海洋创伤弧菌感染外,还有猪链球菌感染和链球菌感染中毒休克综合征等发生类似情况。

皮肤是全身疾病的一面镜子，许多疾病或多或少会在皮肤上有所表现，而有些表现却是一种警示。所以，不要小看小小皮肤感染，有时可能是致命疾病的早期表现！

看急诊室的百态，品人间百味，只有用心，才会看到真实的世界。

附：海洋源性创伤弧菌防治相关知识

创伤弧菌（Vibrio vulnificus，Vv），属于弧菌属，是一种栖息于海洋中的细菌，1971年，Blake首先报道本菌引起疾病，现知Vv包括三个生物型：Ⅰ型对人类致病，能够引起原发性败血症和伤口感染；Ⅱ型是鳗鱼的主要致病菌；Ⅲ型1996年夏季首次报道，能引起人类败血症和软组织感染。美国Mead P.S等统计报告，在美国所有经食物途径传染的传染疾病中，创伤弧菌引起的死亡率最高。近年来报告美国、韩国、日本及沿海各国因生吃牡蛎，表现为原发性败血症，死亡率极高（70%），可快速致死，多1~2天内死亡，近几年来浙江沿海、深圳、墨西哥湾、美国加利福尼亚州和佛罗里达州、日本、韩国及中国台湾地区发病率较高，如果伤口暴露在含有这种细菌的海水中，创伤弧菌会在伤口中繁殖，可能引发溃烂，甚至导致组织坏死。

临床多表现为伤口感染以及原发性败血症。如果伤口接触到海水、贝壳或鱼类，便有可能感染到此弧菌。一般来说感染多很轻微，但高危人群感染此弧菌可以迅速地导致严重的肌炎和肌膜炎，肌肉及肌膜坏疽，最后多功能脏器功能衰竭，短期内死亡。高危人群有酒精性肝硬化、肝病（包括原因不明的肝硬化）、慢性肝炎、酗酒、遗传性血色（铁）沉着病、糖尿病、风湿性关节炎、地中海型贫血、慢性肾衰、淋巴瘤等。

海洋弧菌普遍生存在海洋中，感染途径有：一是食入含有海洋弧菌的食物，例如生蚝、蚌类等海产及生鱼片；二是从皮肤上直接感染，如从事挖生蚝时皮肤上有伤口，海洋弧菌就会侵入体内。人与人一般不相互传染，因为海洋弧菌是一种需要较高盐分才可生长的嗜盐性弧菌。

我省来说，温州及台州玉环发病较多，宁波20世纪末极少发现有海洋弧菌感染的病例，近十多年每年有散发病例，发病似有增加趋势。主要预防措施：一是少吃生冷食物，尽量将水产煮熟；二是避免受伤或将皮肤伤口暴露在海水中，特别是高危人群更应注意，市民洗海鲜也要避免皮肤划破等造成感染。

那么感染海洋源性创伤弧菌患者有哪些表现呢？健康人感染后一般情况并不严重，偶有呕吐、腹泻、腹痛等症状；临床医师很难会想到本病，因为在宁波人与海及海产品有割不断的"姻缘"。但有肝病等易感人群，开始有发热、皮肤发红,似被热水烫伤样改变,迅速出现紫癜,皮下病灶扩散极快,局部疼痛及并有低血压等,出现上述表现患者多在1~2天内出现多脏器衰竭而死。典型病例:2011年9月4日,一位外来务工人员,在象山海边作业,不明原因出现了臀部红斑、紫癜,并迅速散发于下肢、肩部,伴明显的疼痛。9月5日凌晨到宁波市中医院就诊,会诊后诊断为海洋源性创伤弧菌感染,告知家属时家人不信,次日患者病情突然恶化,9月7日凌晨虽经抢救但因多脏器功能衰竭、感染性休克抢救无效死亡。

特别提醒:①提高对本病的认识,相互宣传相关知识;②少吃生冷食物,尽量将水产煮熟;③避免受伤或将皮肤伤口暴露在海水中,特别是高危人群更应注意,市民洗海鲜也要避免皮肤划破等造成感染;④对皮肤有发红出现类似烫伤样表现,也就是皮肤发红局部出现水疱,又有吃生海鲜、皮肤被海鲜刺破或海边作业等,要尽早到医院诊治,不要等到皮肤小疱出现紫癜才去就诊,后者往往皮下已大片坏死,抢救非常困难;⑤类似疾病还有猪链球菌感染和链球菌中毒休克综合征,前者有病死猪或病猪肉接触史;皮肤表现极其类似;皮肤红肿有时无小事!⑥市民不要恐慌,只要注意预防,早期发现早期治疗还是可以防治的。

淹溺救治中的"地雷"

淹溺又称溺水,老百姓都知道,它会带来致命的伤害。在淹溺救治中,还存在许多问题和隐患,一不小心可能会发生严重后果。下面两个病例,值得急诊同道们共同思考。

宁波有个白云庄,是较早建造的别墅区,闹中取静,环境优美。每家门前有个小池塘,因为池塘与城市内河水系相通,常年水质清澈,也成为小区住户洗洗涮涮最好的去处。

某日下午,患者——一位50多岁的中年妇女如往常般在自家门前洗衣,不知怎地,脚下一滑,落入池中,不识水性的她在水里挣扎呼救,所幸池塘小,水又比较浅,她老公听到呼救,便火速冲出门,将她拉上岸。上岸一看,除了呛了几口水,其他并无大碍,就让她洗洗澡,上床休息去了。她老公则溜达出门搓麻将去了。大约两个多小时后,好好睡着的患者突然开始出现明显的咳嗽,很快发展为胸闷、气促。于是打电话给女儿女婿,半小时后,在家人陪同下由120送到医院。此时,患者已气促到无法平卧,咳出的痰呈粉红色泡沫状,急诊CT发现双肺水肿,已出现呼吸衰竭,生命垂危。紧急用呼吸机辅助呼吸,并送入重症监护室继续抢救。监护室门口,患者的女儿女婿不停抱怨岳父,为何不早点送医院找医生看看,发生溺水为何不通知儿女,还丢下岳母一个人去搓麻将。岳父已悔得肠子都青了,一声不吭地任由小辈们数落……故事到这里,大家都在疑虑,为什么救上来时候好好的一个人,两个小时以后病情会这样急速地进展?教科书上说的:"淡水溺水是因为渗透压关系造成血容量大增,引起肺水肿,所以出现粉红色泡沫痰",真的是这样吗?

再举一个例子。患者是我的舅妈,有一次她在河边散步时一不小心落了水,还好迅速被旁人救起并送到我院急诊科。当时我并不在医院里。接到电话后,请接诊医生迅速做了评估,一切情况都好的,胸部CT也没有异常发现,患者自己没有任何不适,在急诊室观察1小时后,给我打电话,说想回家了。我坚决不同意,请她一定要等到我回医院后再说。2小时后,我赶到医院时,她已经出现了轻度咳嗽气促,听诊肺部有吸气末细小啰音,提示肺里出现早期的肺水肿,而两个小时前来院时胸部听诊无明显异常。最后也出现同样的结果,上呼吸机进行抢救。

类似的情况不知道大家遇到过没有,有没有思考过? 首先让我们来浏览一下教科书和国家卫生行政管理部门官方网站上发布的资料:"溺又称溺水,是人淹没于水或其他液体介质中并受到伤害的状况。水充满呼吸道和肺泡引起缺氧窒息;吸收到血液循环的水引起血液渗透压改变、电解质紊乱和组织损害;最后造成呼吸停止和心脏停搏而死亡。淹溺的后果可以分为非病态、病态和死亡,其过程是连续的。淹溺发生后患者未丧失生命者称为近乎淹溺。淹溺后窒息合并心脏停搏者称为溺死,如心脏未停搏则称近乎溺死。"其中关键是:"水充满呼吸道和肺泡引起缺氧窒息;吸收到血液循环的水引起血液渗透压改变、电解质紊乱和组织损害;最后造成呼吸停止和心脏停搏而死亡。"也就是说,患者溺水时,一是因为大量水充满呼吸道窒息而死,或是因为血的渗透压高,淡水吸收到血液循环中,引起血液渗透压改变、电解质紊乱和组织损害,结果造成肺水肿得不到及时的抢救致死。本文中这两例病人显然不是属于第一种,不能用渗透压的理论,即淡水通过肺泡进入血液中来解释;另外,这两例患者一定会有水吸入呼吸道,但如果是渗透压之故,水吸入到组织中,在短短的时间里,落水时几声呛咳,能有多少水会通过肺转移到组织中,会引起心衰,这能解释吗? 这显然解释不通。两例患者均在第一时间获救,且获救后情况较好,并无不适及阳性体征。为何均在两小时后突然出现症状加重,最后发展成为呼吸衰竭? 我个人认为搞清这个问题对抢救成功太重要了。

下面再看一下那篇文章中的其中一段:"低渗溺水的治疗:①利尿排水:可用3%高渗盐水静滴,同时应用利尿剂如呋塞米静注等。②碱化尿液:目的是减轻溶血的伤害,保护肾脏,可用5%碳酸氢钠注射液静滴。③降低血钾:对高血钾患者应紧急采取降血钾措施,如应用钙剂、碱性药物、葡萄糖及胰岛素等。"(国内大多数教科书中,关于溺水分为低渗溺水与高渗溺水,二者的治疗有很大差异)。从以上这段中,我们可以思考下,利用3%高渗盐水及利尿剂来进行利尿排水有没有必要? 既然患者在落水被救后第一时间并无出现明显气促,表明并没有大量液体涌入身体,两个多小时后,怎么可能再出现血液容量的增加? 从病理生理学上根本没法解释! 几十年教科书上一直不变的理论有没有问题,希望大家提出不同意见。

至此疑虑并未解开,但至少有一点可以明确,对淹溺时间短的患者,哪怕当时并没有特殊症状,也一定要让患者留院观察一段时间再作评估,以免造成不可挽回的遗憾。

下期,我们继续深入探讨这个问题。

违反"常规"的救治引发对溺水救治的思考

上期日志发布后,在圈内引发了不小的议论。我从事急诊已有近30年时间,抢救过的溺水患者也有许多,对于如何有效抢救溺水患者,也有了自己的思考与体会。而恰恰是在实践中摸索出来的这些体会,与教科书上的内容出现了差异,这也让我有些茫然,按理说,教科书理应是权威。可我的这些体会,却又来自真实的病例。

下面这一例,也许更能说明问题。

多年前一个夏夜,一家大型房产公司在奉化某酒店召开半年总结会,晚餐后,经理趁着酒兴去酒店泳池游泳,不知何因,在水中呛了几口水。被拉上岸时,这位经理情况还好,不过同行的同事谨慎,硬是拖他去了酒店附近一家镇卫生院。

哪知到医院个把小时后,好好的人突然出现气促,并咳出粉红色的血痰。对症处理后,情况不但没有缓解,反而急速恶化,最后不得不上了呼吸机进行抢救。镇卫生院倾尽全力抢救了两个多小时,患者病情丝毫没有扭转迹象,随即,向我们发出了抢救请求。

待出租车载着我飞奔到目的地时,已经又过去了一个多小时。眼前的情形比我一路预想得还要差:血氧饱和度40%,心率160次/分,大剂量升压药维持下,收缩压仅勉强维持在80~90mmHg,气管插管中可见大量的粉红色痰涌出。这一切都说明,患者病情非常严重,随时可能死亡。

"快,准备10瓶白蛋白!"我对卫生院医生说。

"啊?"那个医生以为听错了:"白蛋白?"

"是的!快!"这正是我这些年对溺水特性的认识和抢救中自己摸索总结出来的。

那段时间,白蛋白严重缺货,不但这家卫生院没有备货,整个奉化市都没有货。好在联系上了市里的一家医院有货，派人十万火急增援过来。与此同时，一边寸步不离地盯着患者，随时应对病情变化，一边联系最近的有抢救监护条件的医院，争取用最短的时间将患者送进ICU。

40分钟的路程，那天仅用了半小时，而这半小时里，多少人的心是被吊在嗓子眼里的。每当与患者一同在摇晃的救护车里疾驰时，随车医护人员的心情往往比家属更加焦急、迫切，更加希望车快点再快点，希望眼前素昧平生的患者平安再平安！达到奉化市人民医院时，还来不及喘口气，推着患者直往ICU飞奔。然而，刚抬上ICU的抢救床时，患者呼吸和心跳突然停止了。一场生死抢救再次拉开，我目不转睛盯着监护仪，自主心率来了！快！注射白蛋白，10支，全部上！

这恐怕是我从医一辈子一次性用过的白蛋白的最大量了。一夜未眠，ICU通明的灯火和此起彼伏的仪器警报里，他终于一点一点回来了。

这一成功的案例，值得好好研究和总结。

再总结下我的经验。包括上期及本期提到的三位患者在内的很多溺水患者，尤其是轻症患者，落水时只是呛咳几口，气管里仅仅进入了少量的水，短时间内症状不明显或者不显现，但在1~2个小时后却出现了肺水肿，严重的还出现呼吸衰竭。这类患者是不太可能因为短时间大量淡水进入血管、血容量过多导致肺水肿的，而是肺里进入少量淡水后，由于肺组织内渗透压升高，吸入的水进入肺组织细胞内而造成肺水肿出现咳嗽、咳痰等相关症状，大量红细胞及蛋白随着咳痰而流失，咳痰严重时甚至出现弥漫性肺水肿、呼吸衰竭。所以，这种患者治疗上最重要的一点不是利尿和抗心衰治疗，而是通过补白蛋白来增加血液胶体渗透压，从而达到减少肺泡水肿、改善肺组织局部水肿的目的。这种治疗方案与教科书上的治疗内容是有差异的，但事实证明经常有效。

我的这个观点尚没有针对性的课题研究来佐证，但从另外一个实验中可以说明一些问题。

浙江大学附属二院的急诊科赵小钢教授在10多年前曾经尝试用气道内灌水的方法建立ARDS动物模型，实验发现在兔子气道内灌水主要改变的不是循环，而是产生严重的肺水肿。实验中，兔子肺内的水显著增加，气道内出现大量淡血性泡沫样分泌物，机械正压通气效果也不佳，最后因实验死亡率太高达不到制模要求而放弃了。

这个实验虽然没有达到预期的目的，但从另一方面却告诉我们，在气道内灌水会发生什么改变，这点是不是能支持溺水的发病机制呢？希望有人作进一步深入的研究，并对本文不足之处批评指出。

溺水引发的思考

前两篇谈到了淡水溺水引发的思考问题,本篇想谈一下海水溺水的问题。

大概是七八年前的事,我刚下班不久就接到上级领导电话,转达市里紧急指示,要我火速赶往象山,参与一个重要抢救。电话里我还了解到,患者在海滩游泳时不慎误吸了几口海水,情况不太好,加上又是一个重点保健对象,市里非常重视,要求尽最大努力进行抢救。

作为一名医生,除了日常的医疗工作,医疗保健也是重要职责。挂了电话,我就往象山赶。说实话,淡水溺水的患者我抢救过不少,有一定经验了。但对海水溺水的急救,我还真只在书上学到过,可以说是毫无经验。一路上,我不断思考:海水引起的溺水究竟会引起怎样的改变,究竟与淡水溺水有何区别?我反复回顾教科书中学到的内容:因为海水是高渗的,血液中的大量液体会反渗到肺部组织中,一方面会引起肺水肿,另一方面血液会浓缩。细细琢磨,觉得机制很可能是一样,就是肺的局部损伤为主。尽管有了些思路,但由于实战经验缺乏,加之此次任务又受到如此关注,我还是感到肩头的担子重得让人喘不过气。

等我到医院时,患者早已上了呼吸机,听诊两肺有明显的湿啰音。当地医院医生介绍,这是一位平素体健、水平较高的游泳爱好者,那日在海滩游泳却被意外涌来的大浪打了下去,吸入几口海水,当即出现了剧烈咳嗽。上岸后,自觉情况还好,回宾馆休息去了。哪知 1 个小时后,患者不但咳嗽加剧,同时出现了气促,被紧急送往医院。到院时患者呼吸气促,不能平卧,有少许粉红色痰咳咯出。胸部 CT 发现两肺水肿,出现呼吸衰竭。我细细评估各项数据,此时患者血压正常,血液检查结果显示并未出现血液浓缩现象,各项表现提示当前的主要问题还是肺组织损害与呼吸衰竭表现,这些似乎在暗示患者目前的损害主要还是在肺部,而这些病理生理改变又与淡水溺水非常接近。思路一理清,原先的担心似乎少了一点。

基于对病情的分析和病理生理改变的理解,治疗方案围绕如何减轻肺上皮的水肿和改善患者缺氧状况,激素、白蛋白及呼吸机改善氧交换(PEEP 的合理应用)是三大主要措施。经过 2 天的治疗,病情明显好转,复查床边胸片肺水肿明显好转。

这例病例再次诠释溺水的发病机制及病理生理改变,是不是对大家在抢救患者中有一定的帮助?

让我们重新复习一下卫生行政部门官网上发布的关于溺水的资料:

"海水淹溺海水含 3.5% 氯化钠及大量钙盐和镁盐。海水对呼吸道和肺泡有化学性刺激作用。肺泡上皮细胞和肺毛细血管内皮细胞受海水损伤后,大量蛋白质及水分向肺间质和肺泡腔内渗出,引起急性非心源性肺水肿;高钙血症可导致心律失常,甚至心脏停搏;高镁血症可抑制中枢和周围神经,导致横纹肌无力、扩张血管和降低血压。

血尿检查　淹溺者常有白细胞轻度增高。吸入淡水较多时,可出现血液稀释,甚至红细胞溶解,血钾升高、血和尿中出现游离血红蛋白。吸入海水较多时,出现短暂性血液浓缩,出现轻度高钠血症或高氯血症。幸存者,10~30分钟后恢复正常血容量和电解质浓度。无论淡水或海水淹溺,罕见致命性电解质紊乱,但溶血或急性肾衰竭时可有严重高钾血症。重者出现弥散性血管内凝血的实验室监测指标异常。"

但有的参考书里过分强调吸入海水较多时,出现血液浓缩,而没有把溺水的病理生理改变及核心讲清楚,这个理念一旦形成,会不会给今后的抢救带来问题? 另外,就本例而言,如果按照"血液浓缩"的指导理念给予低渗液体或通过大量补液的方法应对"血液浓缩",是否会造成无可挽回的损失?

医师的责任重于泰山,一个小小的失误,有时会叫他人付出生命的代价。

五十七
"天价费用"背后的教训

其实这个教训跟"天价费用"并没有直接联系,只是错误还在延续,而错误的根源,或许又是教育上的欠缺导致的诊疗思维的偏差,所以,尽管时过境迁,尽管只是个例,我觉得还是有分享的价值。

那是 20 世纪 90 年代初的一个病例。患者,女,病人是国有企业的人事科长,那个年代,她所在的企业可是宁波最大的创税大户。患者年轻时有肺结核病史,肺组织已有一定程度破坏,平时活动多了就会气促。那次,由于咳嗽咳痰气促加重再次因肺部感染住在本市某三级医院。入院血液检查存在低氧血症,动脉血中的氧分压在 60mmHg 左右,接近呼吸衰竭的水平。入院后理所当然给予吸氧、抗感染、平喘及化痰等治疗。刚开始疗效还不错,体温正常了,咳嗽咳痰略有好转,但仅限于此,病情后来迟迟未再好转。患者精神一天比一天差,气促越来越明显,整日吃不下,昏沉沉想睡觉,最后只得靠长期静脉滴注呼吸兴奋剂,才勉强维持正常呼吸,避免出现浅昏迷。

医院也反复换用各种"好药",3 个月过去了,前后花去了四五万元钱的医药费,依然不见好转。当时四五万元是什么概念? 当时医务人员月工资大概七八十元,而当时七八百元就可以买一套三室一厅的房子。所以,四五万元的医药费,在当时可以算"天价"了吧?

院方非常重视,经过多次全院会诊病情一直没有改善的迹象。后来,一个朋友想起当时还是住院医生的我,请我帮个忙去看看,或许人多主意就多。

会诊中,患者血中氧分压是 60mmHg 左右,还不算太差,肺部是有问题,但还算稳定,但患者有一个非常大的问题,将近 4 个月的住院时间,食欲差,营养状况很差,血红蛋白只有 50g/L 多一点(成年女性正常参考值为 115~150g/L),有明显贫血。要知道血红蛋白是红细胞量的一个衡量指标,血红蛋白高低直接反映红细胞的数量多少。而红细胞的主要作用是把氧从肺血管中带到人体组织中,以满足人体最基本需要。打个比方,红细胞好比是一辆卡车,卡车数量的多少决定装载和运送氧气的能力。所以患者很重要的问题除了肺部病变,增加红细胞数量,提高从肺里运送氧气到血液及组织的能力才是关键。治疗核心问题找到了!输血!

医院马上给患者输了许多的血,结果因为输血量过大,一次输400ml,患者的病情反而加重。要知道一个心肺功能不好的人一次输血不能太多,否则心肺功能会承受不了,最后患者转到我科住院。

我们采用的策略是每天缓慢输入100ml的血液,持续5天。结果,患者不出意料地从昏睡中醒来,呼吸兴奋剂停掉了,能进食了,能下床活动了。几天工夫,她迅速好转,家人都不敢相信自己的眼睛。为何前面将近四个月的治疗,花费四五万的医疗费用,没有效果?反而输了几天血倒是立竿见影?

为了说明这个问题,我们先来重温一下教科书上的概念。什么叫呼吸衰竭,就是在标准大气压下,动脉血里氧分压低于60mmHg或伴有二氧化碳分压大于50mmHg,这是我们在医学院校里接受的知识,我认为这就是问题所在,或者说这个呼吸衰竭的概念不够全面。按照这个概念,每当出现呼吸衰竭时,一般都考虑给氧、平喘以及改善呼吸功能,几乎不会考虑到氧交换、运送等多个环节的问题。即使动脉血里的氧分压提高了,红细胞这个运输氧的车不够或坏了(例一氧化碳中毒)或者内呼吸很多环节出现了问题,组织也得不到足够的氧,脑细胞缺氧就会昏迷等。其实从生理学上分得清清楚楚,呼吸分内呼吸与外呼吸,外呼吸衰竭是自然界中的氧不能足够进入血中,而内呼吸衰竭的改善更重要,直接决定着组织的氧供应能不能维持正常生理需要。

我们建议呼吸衰竭的定义可以稍微调整一下,教科书上呼吸衰竭的概念应改叫为外呼吸衰竭,呼吸衰竭病因改为两大类,外呼吸衰竭和内呼吸衰竭,在抢救或治疗呼吸衰竭时两种病因查找和治疗缺一不可,不要再为错误的思维付出错误的代价!

大家一起努力吧!

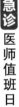

为了母子的安全，"冒死"做皮试值不值

孕妇患病时，治疗药物的选择是最令医生"纠结"的课题，一则考验功力，二则考验胆识。风险面前，选择合理规避无可厚非。但恰恰又是职业的特殊性，带来的是一次又一次的"纠结"。正如今天再次遇到，我的选择，引发业内业外好友不小的争议。

孕妇，21岁，孕7个月余，因明显发热咳嗽右胸痛来院。之前曾在某三甲医院诊治，因为药物过敏，治疗效果不佳，转来我院。根据临床表现，选择了胸部B超检查明确是否有肺部感染。结果发现右侧胸腔确实有少许积液。按照诊疗常规，随后必须做胸部CT方能明确肺炎诊断是否成立。放射线对胎儿的影响常被过度妖魔化，事实上到孕晚期，在充分腹部保护的基础上，因病情需要慎重选择CT，并非绝对禁忌。充分告知风险及我们尽力采取的降低风险举措后，患者家人非常配合，签了字，同意我们的方案。检查结果发现患者右下肺有肺炎，相应的胸膜有炎症渗出。诊断非常明确了，接下来在选择使用什么抗生素上，陷入两难境地。一方面是病情需要，必须使用的抗生素。对孕妇来说，出现肺部感染或炎症，选用青霉素或头孢霉素类特别是头孢曲松进行治疗是比较合适的，效果也是可以预见的。另一方面，患者曾在前一家三甲医院诊治，明确青霉素类、头孢霉素等药物过敏。稍有差池，影响的可是两条命！怎么办？

我们医院是宁波市危重孕产妇抢救中心，而我们急诊科的孕产妇患者又特多，主要是内科疾病的孕妇。虽然医院有一系列的制度和流程保障孕妇的医疗安全，有比较丰富的应对措施，但要知道，任何制度不可能完全包涵所有问题，不可能解决所有问题，特别是孕妇，有时还不仅仅是一个简单的医疗问题，会涉及许多伦理、道德、法律，甚至还会影响医生的职业生涯，特别是面对当今中国的特殊医疗关系，让我们很为难。

面对这样非常配合治疗的一家人，面对两条生命，我们能随便给一个什么药简单处置吗？当然不行！为了寻找一个合适的治疗方案，我们又重新认真了解了患者药物过敏的情况，再次仔细询问了病史。经了解，患者青霉素过敏是肯定的，但是前几天在一家三甲医院治疗时，用头孢曲松钠时也发现过敏。

当时情况是这样的。患者做头孢曲松钠皮试时没有发现过敏，问题是头孢曲松钠输注到一大半时，患者出现了胸闷气促。医师考虑过敏过能，立即停用了，这个小小的发现似乎给我们带来一丝希望，会不会不是药物过敏，而是疾病本身的一种表现？或者还有可能是患者过度紧张引起的？如果真是我们所想的那样，那么，要不要再重新做头孢曲松皮试？当我这想法一提出，立刻引起大家强烈反对。按照原则，有过敏史的患者是绝对不可以再做这种药物的皮试的，因为极有可能引起过敏性休克，甚至危及母子生命。这是明显的医疗事故，毫无疑问医生要负全责。科室同事都出于真心劝我，不要冒险！这里要感谢大家。

"不要做这皮试了，现在医患关系这么紧张，没有必要冒这个险！"

"领导，这是违反常规的，不可以这样做！"

护士长也劝我……

要不要为两条生命去冒风险，还是求太平随便再选一种药算了？我的内心非常矛盾，面对同事们真诚请求，挣扎了许久……

可能是自己的性格之故，为了两条生命，最后我还是决定应该去拼一下，这决定引来大家异样的目光，因为我是主任，当然他们不会再阻止我，在这方面我有点不太民主，希望大家不要学我。

为了更好防范不测，把风险减少到最低程度，我们采取了三条措施：①做好抢救准备（设备、药及人员），并与家人交谈，交代病情，取得家人的同意；②用同样的头孢曲松药物，但改用进口药罗氏芬做皮试；③从做皮试开始自己在患者边上陪伴并密切观察病情（图58-1）。

世界上最"漫长"的1小时开始了。当皮试的针头刚刺进患者皮肤的刹那间，其实自己的内心非常紧张，压力是非常大的，心跳也明显加快，但在患者前面还是只能面上露出笑脸，装作镇静，让病人及家人先放松下来，排除非医源性问题（例病人紧张，焦虑出现胸闷气促等）的出现，干扰结果。

时间在一秒一秒地过去，自己紧盯着患者的变化，还不时转头看挂在墙上的电子钟。

时间一分一秒地过去，这时间真漫长啊……

5分钟过去了、10分钟过去了，终于熬到了这艰难的20分钟（皮试需要观察的时间是20分钟），自己这时的心率才慢慢下来了，心情也平静了许多。

虽然皮试一关是过去了，为了进一步确保安全，给患者输罗氏芬时，我也

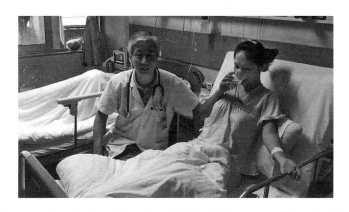

图 58-1　作者在陪病人做皮试时的照片（照片公开已经获得家人同意）

是不肯离开半步,一直等输完液后,看到她非常安静,慢慢在床上睡着了,大家都长长松了口气。

说实在,这小小一个皮试,给我们留下太多值得深思的问题。

为什么会出现这样结果?

显然,最有可能是药物本身的问题,国产的头孢曲松确实经常有类似的反应,而罗氏芬,同样的化学结构,真的副作用要少得多了,在国外罗氏芬是不需要做皮试的,而引起反应的原因很可能是药物的纯度问题,值得生产者深思。

第二,我们这样的行为是不是合法,出了问题是不是要负法律责任,怎样才能保证在不损害病人的利益又让医师做到有法可依,特别是在当今的中国,不能老是通过我们的热情,通过不怕牺牲的精神去这么干;像我们这样,与病人交代病情后,也签了知情同意书了,做试验前也做了充分的准备,主任也亲自陪在床边,一直在观察,如果出事了我们能不能免责? 我想当前中国,很多时候如果打官司的话,输的肯定是医务人员,这公平吗? 那我们的社会还会有人这样努力去做吗? 这肯定不是我们期待的或想要的文明社会,那法律界能做些什么? 是不是需要通过相关法律来保障医务人员应有的权益? 在当今,我想绝大多数的医务人员是不愿意这样干的,大家应该好好想一想,最后损害的是谁,还不是患者吗? 这不值得法律界重视吗?

最后还想讲一下为了防止药物过敏反应,为什么要做皮试,例青霉素,必须做皮试,为什么会有这样的规定? 大家要知道,其实过敏反应是一个质的问题,也这是说只要过敏,不管量多少,结果都是同样的,说白了,这样做也是为了保护医者的权利,最后也是为了更好地为患者服务!

通过这个事情,我对一些问题提出自己的一些想法,供大家讨论。

也不希望大家学我这种做法,最好事前做一个相关专家会诊,保障医患双方的合法权益。

五十九

生死之搏

　　某年1月6日，上午10:20左右，宁波市第一医院门诊大厅上演了一场真实版的生死时速。一位心脏骤停病人倒地，10多位医卫人员轮流上阵，跪地展开心肺复苏，书写60分钟之久的生死搏斗。

　　当时是医院门诊病人最多的时段，突然在门诊一楼的楼梯旁，一位60岁左右的男性倒地。急诊护士小袁刚下班有事来到门诊，突然听到"有人晕倒了"，她本能迅速拨开人群，发现倒地病人双眼微睁，呼吸微弱，小袁一边请围观者立刻呼叫医护人员，一边探测颈动脉，发现无法触及，立即给予胸外按压。

　　门诊一楼注射室护士长听到大厅传来的喧嚣和呼叫，和2名护士一起带上氧气袋、抢救车、AED（除颤仪）赶到现场投入抢救，同时电话呼叫行政总值班、急诊科、心内科与麻醉科医师。医生们不约而同向现场奔跑。医生护士跪在地上轮流心肺复苏，除颤抢救；麻醉科医生用娴熟的手法快速予气管插管，护士们第一时间在颈外静脉及上臂建立生命通道，准确执行医嘱给以肾上腺素、多巴胺等药物。正确复苏、气道管理、输液管理、生命体征监护，一切都在分秒必争又有条不紊地进行。

　　急救的信息快速在院内传播，内外科急诊主任、医务部主任、内科住院总医师、门诊部主任等也都相继赶到现场（图59-1）。围观者越来越多，医院的6位保安师傅围成人墙，留出抢救空间，维持秩序。跪地抢救的医护人员满头大汗，奇迹终于在分分秒秒抢救中出现了，病人血压135/82mmHg，心率121次/分，急诊科副主任贺鹤群评估后命令立即转入急诊室继续抢救。

　　病人转入急诊室后，又多次室颤发作心脏骤停，按照常理这种情况下抢救回来的希望已经渺茫，但在场的抢救人员没有放弃。多次给以电除颤、不间断胸外心脏按压，以及人工通气、静脉用药等抢救措施，11:19分病人意识、自主呼吸恢复，循环趋于稳定。在全面评估病人的情况后，还是考虑了心肌梗死的

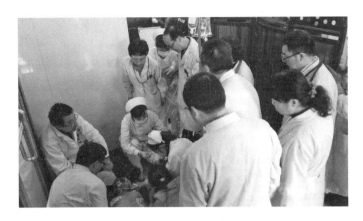

图 59-1　急救现场

可能性为大,于是急诊继续做好病人镇痛镇静及机械通气等生命支持治疗,为进一步冠脉介入术做好准备工作。

心电图提示患者为急性下壁心肌梗死,考虑患者因心肌梗死出现心脏骤停。在严密监护下,病人被送到心导管室,心血管内科接上了抢救的接力棒。在气管插管呼吸机辅助通气下进行了冠脉造影,冠脉造影显示病人前降支及回旋支均有多处病变,最重处狭窄约90%,右冠近段起100%全闭。期间患者出现血压低、心率慢,多次出现室颤给予电复律后恢复窦律。在心血管内科介入团队的密切配合下,成功开通冠脉血管并在右冠病变处置入支架1枚,术后病人闭塞血管血流通畅,血压心率逐渐恢复正常。

从门诊到急诊,从医师护士到保安师傅,全力以赴,终于从死神手中夺回了患者。这是一场真正的生命演练,因为这类大面积心梗的病人,只要耽搁1分钟,就失去20%的生命希望。

这位病人当天是到胸外科门诊就诊的。主持冠脉介入治疗的一院党委书记、心血管内科学科带头人陈晓敏说,这一类突发心脏骤停的患者在院外是没有什么生机的,因为心肺复苏和除颤条件都不具备,在院内能够获救的希望也是微乎其微。但因为一院作为一家三甲医院,所有医护人员的心肺复苏技能培训、院内急救设施的常规配备、多次演练下医护人员的应急反应,以及对病人不言放弃的决心,让这位病人死里逃生。

目前,病人的堵塞冠脉已经疏通,但仍没有最终脱离危险,需要进一步住院治疗。

病人的抢救全过程,惊心动魄,分秒必争,每一个步骤都是非常专业的医护合作,但最主要的还是我们可敬的医护人员不轻言放弃。当病人睁开眼睛的那一刻,我们不单为病人感动,也为我们生命的守护者而感动。

记者采访当时参与抢救的门诊部主任谢主任时,谢主任说,医院根据等级医院要求,门诊每一个楼层都要进行面对危急情况的应急演练,但这一次,从医护人员到保安人员都参与了,这是演练版的最佳表现。当病人情况稳定时,抢救者们互相看看,都是流着汗,涨红着脸,谢主任说了一句让我们自己都终生难忘的话:病人回来了! 这是我们最极致的快乐!

心搏骤停抢救成功的喜与悲

作为一名医生,心跳骤停患者抢救成功了,自然是喜,何来悲?我想同行朋友恐怕已经猜到了。是的,在急诊医生这个特殊的职业上,很多时候,职业成就的取得并非取决于自身的努力。这个病例虽然只是个例,但它却是一个真实的现象,一种无力的悲哀,并伴随着急诊医生成长的一路。

事情过去有好几年了,当时参与抢救的同事回忆起来,依然记忆犹新。那是医院新大楼刚落成的时候,参与大楼设计的设计师们下班后跑到医院边上的小饭店聚餐。辛苦了那么多日子,眼见着自己亲手设计的大楼拔地而起并即将投入使用,加上这幢大楼的投入使用,将为保障宁波广大老百姓提供更为强有力的保障,如此重大意义的工作出自自己之手,设计师们不免自豪,喝点小酒庆祝一番。

设计师里,有个30岁不到的小青年,那晚喝了不到两瓶的啤酒,就开始出虚汗,胸闷不适。在座的同事很关心,生怕小青年不胜酒力。他连声说不碍事,自己酒量很好的,只是近期加班多了,有些累,前阵子也有点发热,等大楼落成,好好休息休息就没事啦。年轻嘛,这种小累小病的,闷头睡一觉第二天又生龙活虎!

大伙儿听他那么一说,纷纷点头笑笑。是啊,谁没年轻过,年轻的时候身体好,精力旺盛,正是事业拼搏最好的时机,加班熬夜,这都小意思,谁不是趁着年轻多吃点苦打基础的啊!一时间,几分唏嘘,几分感慨,再次举杯,跟往事干杯吧!还不等酒杯碰在一起,刚才还嘻嘻哈哈的小伙子突然一头扎在地上,场面顿时陷入一团混乱。

等大家七手八脚把他送到百米开外的医院急诊室,小伙子已经没有了呼吸心跳。急诊的同事们迅速投入抢救,心肺复苏、气管插管,开通输液通路……经过一个多小时的努力,小伙子终于被医护人员从死亡线上硬生生拽了回来。

病情稍稍稳定后,送入急诊病区继续抢救治疗。

毕竟是对医院新大楼建设有过贡献的设计师,医院领导也非常重视,当即要求我以最快速度赶回医院,组织参与下一步抢救工作。

等我到了医院,同事已经通知过他远在临安的父母。担心老人一路安全,同事并未告知患者病情全部,怕老人一时之间接受不了。

毕竟血缘至亲,原本3个多小时的路程,两个小时左右,家人就赶到了医院。在详细告知病情后,年过六旬的父母经不住巨大的打击,老泪纵横。他的父亲更是紧紧握住我同事的手,跪下来苦苦哀求。那一刻,爱子心切却面对病魔毫无抗击之力的老人,已经顾不得任何尊严,在近乎他儿辈年纪的医生面前下跪乞求。我死死扶住老人的身体,坚决不让他跪下来。医患之间是平等的,目标又是一致的,病魔面前,没有不尽力的医生,因为但凡为一己私欲而不尽全力的,已经完全违背了救死扶伤的天职,不配医生这个神圣的职业称呼。

那一晚,我们没有停歇,几个人死守着小伙子。没有谁提医院给我多少加班费,也不会考虑谁给我们补休,习惯于这种付出,却从不认为它是多么高尚的付出。这有什么啊,这不就是医生工作的常态么?

直到东方露出鱼肚白,小伙子终于从昏迷中清醒过来。一夜未合眼的同事们在患者父母的千恩万谢中,安安静静地回到值班室,打个盹吧,时间一到,又要查房了。

后面的日子,小伙子的病情日渐好转,血压心率慢慢恢复了正常、开始脱离呼吸机、心肌损害明显改善、脑功能迅速改善……20多天的抢救,这个最后被诊断为病毒性心肌炎的小伙子终于康复出院。

这里,要插一段关于心肌炎的医学科普。

心肌炎指心肌发生局限性或弥漫性的急性、亚急性或慢性的炎性病变。病因有感染、理化因素、药物等,但最常见的是病毒感染引起的,称病毒性心肌炎,随着病情程度不同,临床表现差异很大。婴幼儿病情多较重,成年人多较轻,轻者可无明显病状,重者可并发严重心律失常、心功能不全甚至有猝死危险。

心肌炎的表现有疲乏、发热、胸闷、心悸、气短、头晕等,严重者可出现心功能不全(心衰)或心源性休克。有时在没有任何症状前突然心跳停止。

所以,我所有非医学专业的读者朋友们,看了今天的故事,你们首先如果能有一点关于心肌炎的认识,我便深感欣慰了。以后,如果您或者身边的亲人朋友有感冒、发热或病毒感染时,一旦出现胸闷不适时或心悸时,必须警惕心肌炎的发生。最好的办法就是立即就医,以免发生类似的悲剧。当然,一旦发生感冒、发热或病毒感染时,更要好好休息,不要过度疲劳,更不要喝酒,否则容易得重症心肌炎,造成无可挽回的后果。

至此，这个病例获得成功于我们还是喜事。然后，意想不到的事情就在患者办出院手续时出现了，让我们的心一下凉到了极点。

事情起因是因为一千多元的医药费。这位小伙子所投保的医疗保险报销范围只限于住院产生的费用，也就是说，小伙子在急诊抢救期间所产生的一千多元费用，需要完全自费。这也无可厚非，各种医疗保险本身就有规范的制度，作为患方需要遵守，作为医生更要执行，以免乱了社会秩序。然而，小伙子的父亲一下子火了，非要医生把急诊产生的费用按照他的意愿转移到住院医疗费用上。这是哪门子主意啊，这是绝对不容许的，这就是明目张胆的骗保。

然而，无论我们怎么解释，小伙子的父亲依然不依不饶，到最后大吵大闹。之前他口中字字句句的医生恩情，成了不肯帮他多报销钱的恶人。吵闹也就算了，老人不知哪来的精力，到医院各部门投诉，折腾了好一阵子，把我们的心折腾得拔凉拔凉！那夜我丢下饭碗打的来医院参与抢救，我跟您提出租车费了吗？那夜，四五个医生连夜围着您的孩子，硬是把他从死亡线上拖回来，我跟您提加班费了吗？二十多天，整个医生护士团队密切配合，给了您孩子细致入微的照顾治疗，我跟您要感谢了吗……成功之后，我们什么都没要，却换来您老人家如此蛮横无理的伤害，我们还能跟您说什么？

只愿所有经我们手诊治康复的患者一生平安幸福，但也不愿看到心无旁骛地救人于病痛的同行，无端受到委屈。医生是什么？网络上那句话说得真好，当你躺在手术室时，比你的家人更在乎你安危的那个人，就是你的医生。因为你的健康与生命，与他的快乐与幸福紧紧相连，那种联系，甚至超越亲情血缘。

六十　心搏骤停抢救成功的喜与悲

161

六十一

对付牙痛的小妙招
——急诊科临床治疗小经验分享

急诊医生日记写到今天,其中有惊险无奈,也有悲喜交集。在这个小社会里,急诊医生无不虔诚又认真地学着做人做事做学问,因为你永远不知道下面一个出现的患者会带来怎么样的挑战。所以,积累非常重要,包括书本知识,当然更重要的是临床经验。另外,你还得积累些千奇百怪的小招数。小招数哪里来呢?有句话怎么说来着:师傅领进门,修行靠自己。之前得靠自己摸索,今天开始,你可以看《急诊医师值班日志》!

转回正题,跟大家分享一个关于治疗牙痛的小妙招。牙痛看似不是病,痛起来要患者的命,也让急诊医生头痛。所以,迫切需要一种快速有效安全的治疗方法。我这里有一个小妙招,来自早些年在基层医院工作时,上一辈医师的传授。

那是一个春天的后半夜,我刚忙完几个重危患者的抢救没等喘口气,一位牙痛患者在家人陪同下,愁眉苦脸、低声哀嚎着来了。患者精神萎靡,连说话的力气或者心情都没有。家人代诉了他的情况。原来,前阵子患者情绪一直莫名低落,家人并不在意,以为春天到了,他的身心状况会随着季节变化稍微明朗阳光些。哪知近日又感冒了,这次感冒还带来了一场空前的牙痛,患者每天沉浸在"牙痛不是病,痛死无人问"的无奈里,整夜失眠,时不时地自言自语、哭笑不得。这种痛,让他每每有拔掉满口牙齿的欲望,今晚终于无法遏制地爆发了,对着家人歇斯底里地大喊大叫,见谁骂谁。家人说到这里,一旁捂着腮帮子的患者突然冲着我突起眼珠子:快点给我止痛!一副要拼命的样子。我被他突如其来的吼叫吓了一跳,当然我心里清楚,牙痛没什么了不起的,牙痛患者哪个急诊科医生没见过啊?

给止痛药当然是常规处理方法之一。但作为医生,都知道药物起效是需要一定的时间的。常见止痛药比如芬必得、索米痛片之类的,吃了后至少要半小时或一小时才会缓解病人的痛苦。书上还找不到立竿见影的止痛方法,传统针灸或许有效果，但大多急诊科医生不会。

面对这个疼到青筋暴怒的患者，我非常理解他此时此刻经受的折磨。我突然想起自己在读大学前，曾在当时的宁波市苍水卫生所当过学徒，亲眼见过一位姓邬的老师用酒精滴耳的方法，治疗过患者的牙痛。此时别无他法，不妨一试吧？我拿起办公桌上的酒精棉球，叫患者头侧弯，让牙痛一侧朝上，用力挤压棉球，酒精迅速流进了患者耳道。当即，他大叫起来："你干什么？"没等他自己的火爆发出来，突然又安静下来，眨了眨眼，似乎感觉到什么。

"你感觉怎么样？"看他表情，我觉得应该起效了。

他狐疑地望着我："奇怪，怎么一下子痛好多啦？给我搞了什么东西啊？"他有些尴尬有些开心地摸摸自己的脑袋，憨笑起来。

我送他走时一再叮嘱，这只能暂时缓解一下疼痛程度，且持续时间不长，不是根本治疗方法，还需要马上服用止痛药，同时明天一定要到口腔科治疗。最后又嘱咐他，如果以后遇到类似情况在家也可以用高度白酒替代，不一定要到医院来。之前还脾气火爆的患者已经变得非常谦和了，一再谢过后，回家了。看着他来时与走时截然不同的样子，心想着这个小把戏果不其然有奇效，非常有成就感。

这个小妙招的原理是什么呢？我当时问过邬老师。他也解释不清，这个疑问就一直放在我的心里。直到我进了医学院学习，在一次做生理实验时，多年疑团，茅塞顿开。

那个实验是一个青蛙对疼痛反应的生理实验，它的基本做法是先用酒精灯的火焰刺激一侧蛙的后腿，青蛙的反应非常很大，接着事先用一个夹子夹住蛙的另一条腿，再重复做同样的实验，这时青蛙对刺激的反应明显减轻，这叫神经交互抑制作用。同样，用酒精刺激耳道，耳道内鼓膜的听觉感受器对刺激非常敏感，就会产生交互抑制作用，牙痛自然就"缓解"了。

现在想来，民间许多小妙招都是有科学依据的，值得学习推广。

✏️ **小贴士 1**

本法应用注意点：

1. 必须确认患者没有耳道疾病，例中耳炎等。

2. 要除外心脏疾病引起的牙痛，比如，以牙痛为早期表现的急性心肌梗死。

3. 本止痛法只是暂时的一种缓解手段，大约只有半个多小时的效果，应同时用止痛药和消炎药。

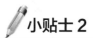
交互抑制理论（与同行分享）：

在任何反射活动中，中枢内既有兴奋活动又有抑制活动。某一反射进行时，某些其他反射即受抑制，例如吞咽时呼吸停止、屈肌反射进行时伸肌即受抑制。反射活动有一定的次序、一定强度，并有一定的适应意义，是反射的协调功能的表现。反射活动所以能协调，就是因为中枢内既有兴奋活动又有抑制活动；如果中枢抑制受到破坏，则反射活动就不可能协调。

在 1947~1948 年，沃尔普（Joseph Wolpe）在维瓦斯特兰大学实验室用猫进行了一系列实验，他将猫关在一个实验笼子里，先给它们一个听觉刺激，然后通过电感线圈给予它们几次高电压低安培的刺激，所有的猫都做出了各种猛烈的反应，或在笼子里狂野地冲来冲去，或在笼子的顶上、底部和四周又抓又刨；或蜷缩起来，颤抖，嚎叫，口吐白沫……一旦把它们从笼子里放出来，这些症状便立即减轻。但是每当把它们放进笼子时，它们就会再次表现出同样狂乱的行为，即使连续数小时把它们关在笼子里，这种种反应也丝毫不会减轻。

猫的这种焦虑性反应跟其他的无效反应不同，其他无效反应可通过疲乏和消除强化而消退，但猫的这种神经过敏性反应则应看作是"永久的和不可改变的"。沃尔普的这个定论表明，如果不治疗它，这个心理病灶将永远伴随这只猫。

沃尔普的这些猫即使饿了 72 小时，只要关在进行过实验的笼子里，也不会去碰一碰扔在它们面前的食物。然而，如果它们是待在平时人们用手喂养它们的笼子里，它们就会吃东西。于是，当猫又关进实验笼子时，让人用作为喂食刺激的手喂食物给它们吃。尽管先前没有一只猫在实验笼子里吃过东西，而现在用手拿着一根棍子给它们喂食时，有一些猫就要吃东西了。逐渐地，这些猫在人们以这种方式喂它们食物时，就越来越不再犹疑了。

沃尔普观察到，剩下那些仍然拒绝吃食的猫，不仅对实验笼子有焦虑性反应，而且对放置实验笼子的实验室也产生同样的反应，甚至对其他许多有相同特征的实验室要产生这种反应。

一只能够在跟实验室外表大不相同的屋子里吃食的猫，后来也渐渐在跟实验室较相似的屋子里被诱引得吃东西了，然后将这只猫放在跟实验室大不相同屋子里,就这么换下去,若干天后,这只猫就能够在实验室里喂养了。最后甚至如果放在实验室笼子里喂食,它也不再显示任何焦虑的迹象。

不过,如果再对猫施以曾经出现过的听觉刺激,那么这种焦虑反应就会再次被引发出来。

最后,沃尔普提出了交互抑制原理,即个体不可能同时对一个刺激产生两种对立的情绪反应,例如在很高兴的同时伴随很不高兴的情绪;在很焦虑恐惧的同时,伴随松弛平静的反应等。如果对一个引起不良情绪反应的刺激再形成一个与不良行为相反的,即良好的情绪行为反应,那么,它就会对原来的不良反应进行抑制乃至代替之。也就是说,如果一名儿童形成了对数学学科的厌学反应,那么,就告诉在他的大脑中再建立一个不厌烦数学的情绪行为反应,比如建立一个面对上数学课或解数学题时心情或喜欢数学的心态反应。

1958年沃尔帕正式发表了《交互抑制心理疗法》一书,指出神经症是由学习过程学到的不适应行为。因此,要治疗这种不适应行为必需应用学习的法则。后来他将上述实验和理论应用于人类,在临床上用以治疗神经症,提出一种叫"系统脱敏法"的行为治疗技术,这是行为治疗发展史上的一个重要标志。

六十二

年轻时的思考,几十年的受益(一)
——糖尿病高渗性昏迷救治体会

　　我大学毕业是在 1983 年,正值改革开放初期,人们的生活在这样一个新的时代背景下出现了一些变化,但毕竟物资还是相当匮乏,自然糖尿病发病率也很低,因此医务人员对糖尿病警惕性不高,特别是患者中"潜伏"的那部分没有典型"三多一少"(多饮、多尿、多食,消瘦)表现的人,容易"上当"。往往输了带有葡萄糖的液体后,不但病情没有好转,反而出现精神萎靡、嗜睡或意识障碍,再去查找原因,才发现是个糖尿病患者。当然了,你把一个盐萝卜放进清水中,周围的水就会被吸入盐萝卜中。同样的道理,患者血糖太高的话,血浆的渗透压就高,周围组织的水会被吸入到血液中,造成周围组织脱水,脑组织同样也幸免于难,脑组织中的水分慢慢减少,最后影响脑的正常功能出现昏迷(这种昏迷又叫高渗性昏迷)。

　　说实话,那时我遇到糖尿病患者出现高渗性昏迷的情况是比较紧张的,原因有二:一是糖尿病引起的高渗性昏迷死亡率很高;二是当时高渗性昏迷大多是因为未发现患者有糖尿病时而输葡萄糖液诱发加重的,作为医生,心里都不好受。所以一遇到糖尿病高渗性昏迷,抢救都是非常积极的。但常常事与愿违,很沮丧,也很无助。

　　连续几个这样的患者发生意外后,我陷入沉思。究竟什么原因,让那几个入院时病情并不至于死亡的患者,在经历积极抢救后,反而情况更加糟糕,最后失去生命?可以说,我们是完全按照教科书以及权威著作上的标准不折不扣执行治疗的,那么,到底问题出在哪里?

　　我随后更加密切地关注此类患者,每当一位糖尿病高渗性昏迷收住入院时,开始虽有意识障碍,有的甚至仅仅只是有点精神萎靡或嗜睡,但仿佛他们是被施了魔咒一般,我们的治疗越积极,他的意识障碍恶化越明显,最后几乎是眼睁睁地看着他离开,真是非常痛心。

当时国内经典的教科书及权威著作上对糖尿病高渗性昏迷强调积极治疗，特别强调尽快降低血糖，具体治疗方案有两个：一是使用大剂量的胰岛素，把血糖迅速降低下来；二是快速补液，纠正患者血容量不足，使用低渗液（0.45%的生理盐水）以降低患者血中的渗透压。这些措施当然看上去非常合理，因为胰岛素的作用机制是通过血液中的葡萄糖向细胞内转移，促进糖原合成来降低血糖的作用，胰岛素剂量越大，降低血糖作用就会越迅速。而高血糖的另外一个后果是血糖越高，肾脏产生的尿液也越多，患者血中水分就会明显减少，血糖越高，排尿越多，越容易造成低血压或休克，所以要大量补液。选择补充低渗盐水，当然是为了冲淡或降低病人血的渗透压，一切设计得是如此的"完美"！

经历几次痛心疾首的教训后，经过反复的思考，产生了一个大胆的想法：既然患者入院时大多情况不是十分严重，有时还能讲话，是不是可以慢慢来，稳扎稳打？也就是说让患者的血糖缓慢平稳下降。我按照这个思路，在下一位糖尿病高渗性昏迷患者出现时，在密切观察病情的前提下悄悄地开始了。患者的具体信息已记不清楚了，但令人振奋的是，随着时间的推移，患者血糖一点点下降，病情却没有如同施了魔咒般又一次走进怪圈，反而出现了另一个现象。这令我非常兴奋，继续按照原先想法稳扎稳打地控制血糖并对症治疗，直到这位患者完全康复。

接着来是第二个、第三个、第四个……从那以后，糖尿病高渗性昏迷的患者，再也没有在自己手中出现过意外。那时，我不过是一个小小的急诊医生，我的方法为何会"逆袭"？

现在想来，这所谓"稳扎稳打"的方法，其实是有科学依据的，根源就是忽略了脑组织高血糖状态。一个高血糖患者，外周组织血糖高，脑组织何尝不是？当我们想尽一切办法迅速大幅度降低外周血液的血糖水平时，脑组织的葡萄糖水平却没有得到同步快速下降，这好像把一个盐萝卜放到淡水里，水会很快进入盐萝卜中，结果盐萝卜会明显"发胖"，于是，脑组织发生水肿。而脑袋是一个几乎完全封闭的骨性结构，脑组织一旦出现高度水肿，是没有任何扩张余地的，水肿膨大的脑组织在有限的空间里自然受压，最后导致患者失去生命。

当然，在抢救糖尿病引起的高渗性昏迷的问题上，还有很重要一个问题，也是能否抢救成功的关键，那就是要不要输低渗生理盐水（0.45%）？我的回答是明确的，不可以！道理也是一样，血里的渗透压已很高了，输入大量生理盐水对这类患者而言，也会加重患者的脑水肿。如果输更低的低渗生理盐水，结果会更坏，由于血液里面的渗透压波动太剧烈，引起年龄比较大的红细胞加速破坏，大量血红蛋白游离在血液里，产生血红蛋白尿，如血红蛋白阻塞肾脏内小管太多,可造成急性肾衰竭,在没有血透的年代,等待我们的只能是悲伤、痛苦和不安。

医学的每一步的进步都是需要付出代价的,经典的教科书或权威著作也会有瑕疵,现在的教科书上还写着"有时需要输 0.45% 生理盐水",是不是不能这样提了,还要加上一句输低渗液的后果,你同意吗?

做医师密切观察病情是何等重要,我们的年轻的医师们,你们在好好观察病情吗,为什么我们的前辈把医师两个字前面加上临床两个字,值得大家好好深思!

(在治疗高渗性昏迷其实还可以做得更好,请看下一期的急诊医生的值班日志。)

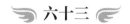

年轻时的思考，几十年的受益（二）
——糖尿病高渗性昏迷救治体会

　　上一章谈到在治疗糖尿病高渗性昏迷中如何降血糖的问题，另一个很重要需面对的是补什么液的问题。几十年来也在一直在不断思考和实践中，在不断改进中，首先让大家一起来分享自己曾经治疗过的一些经验，也希望大家指点。

　　患者是自己的一个亲戚，原来有糖尿病史，平时糖尿病治疗欠规范。有一天，家人突然发现患者反应特别差，担心她是不是脑卒中了，心急火燎往我院急诊送。一查，头颅CT倒没有发现明显异常，然而测血糖仪器示屏上却跳出了一个大大的"Hi"，血糖高到连机器都测不出到底有多高啊！这还没完，随后的大生化结果又成了一颗炸弹，血液里测出的钠离子浓度居然有198mmol/L（正常范围135~145mmol/L）！这下可吓坏了急诊当班的医师，为什么呢？因为血钠那么高极其少见（我工作了30多年，也是第一次遇到）。所以当班医师立即给我打电话，并立即进行告知病危、输液及胰岛素注射等一系列处理，收住到了急诊病房。

　　面对这么高的血糖和血钠，降低血糖肯定是首要的，但这位患者与前面患者又不同，血钠如此之高，一个回避不了的问题出现了：补什么液体？怎么补？

　　在处理前，我再次对患者的基本情况作了全面评估（这个非常重要）：患者处于浅昏迷状态，大声呼其名字，患者会慢慢睁眼睛，但不会说话，心率偏快，大概在130~140次/分，呼吸尚可，虽然皮肤比较干燥，脱水比较明显外，但血压还是基本正常，因为血糖和血钠很高，当然肾脏及病人尿液也会很高，结果是因为尿渗透压太高，不利于肾脏重新吸收水分。从生理角度来说，正常人体的肾脏每天会产生约180L的初级尿液，但肾脏会有一个功能，初级尿液中的绝大部分水分会被重新吸收到体内，重复为机体所用，排除部分也就是尿液，

169

24 小时尿量在 1~3L。所以肾脏重吸收功能是非常强大的,重吸收率的多少,除了肾脏功能因素,尿液状态也非常关键。这位患者的高血糖和高血钠状态直接导致其初级尿液也处于高渗状态,按照前一期打的关于盐萝卜的比方,肾脏对水分的重吸收会减少,出现尿量明显增加,这也是糖尿病多尿的原因。尿量太多,依然人体就出现了脱水症状,比如皮肤干燥、血压降低等。

补什么液体?怎么补?这两个问号摆在我们面前。葡萄糖是绝对禁忌,这个毋庸置疑。我们按照上一篇中谈到的方法,缓慢降血糖。那么,关于降低血钠,要怎么做?静脉补充大量的生理盐水行不行?教科书里就是这样要求的,很多指南也是这样写的。实际上,从临床实践中我已经发现,这种做法反而会加重患者的昏迷,会引起大量红细胞破坏,引起肾衰竭。补 0.45% 生理盐水更不行,原理是一样的,因为 0.45% 的盐水比生理盐水渗透压还要低一半,早年很多病例因补 0.45% 的盐水,患者越来越重,最后同样出现不可挽回的结果。所以近 30 多年我是从来都不用,也一再告知我的学生和科室同事,避免悲剧发生。

其实有一种非常简易可行的方法,就是给患者插根胃管,从胃管里缓慢、多次地注入纯水或矿泉水。注入胃内的水是通过胃黏膜吸收的,因为有胃黏膜屏障在,水分子慢慢吸收到血液里面,不会造成血渗透压的非常大的波动。这个方法让我受益不浅,自己在临床实践中,从此没有怕过高血糖和高血钠。

那时请家属买了五箱矿泉水,每隔 1 小时往胃里灌入 100~200ml,同时不断地测血钠、血钠等,正如我们预料,患者情况很快好转了,第二天神志清楚了,能说话了,第三天精神面貌明显改善,四天后生命体征及化验指标基本正常了。而这一切只是用 96 瓶矿泉水换回来。

回过头来想想,基本原理是因为胃内补充了大量纯水,没有补过任何含有钠离子的液体,尿中不断地有大量的钠排出,时间一久,血钠自然会慢慢下降。原理真的很简单。正如很多人疑惑,为何自己喝几杯水就老跑厕所,而有时候输液输几袋都不会内急。补什么决定了你的血液、尿液渗透压会发生什么样的改变,决定了肾脏重吸收率大小,也决定了你尿量的多少。

这个小小的方法在人民卫生出版社出版的《内科学》第 7 版里被提到过,之前从未出现过。我个人认为要把这种方法,提高到更重要的地位。

其实这是一个简单的病理生理问题。

妊娠呕吐引发的悲剧

怀孕应当是一件很奇妙的事情。每当准妈妈们晨起出现恶心呕吐,验孕纸上出现神奇的两道粉红色杠杠,呵呵,有小天使要降临到这个家庭了,这是上天送给我们的礼物,是世间最珍贵的礼物。女人一生中有很多美好的时光,而孕育宝贝的过程,一定是美好中的美好。

而今天我们要谈的这位准妈妈,却因为妊娠时出现呕吐,还来不及享受成为母亲的喜悦,就带着遗憾悄然离去。

那是 2008 年春天,这位准妈妈是个特殊的孕妇,她曾经因为一侧卵巢患了良性肿瘤做了卵巢切除术,之后也有一次妊娠,不幸流产。这位极度渴望成为母亲的女人得知自己再次怀孕时,激动之情难以言表,全家也沉浸在她这份来之不易的幸福里。与其他孕妇不同,她一直希望自己有强烈的早孕反应,她觉得只有剧烈地呕吐,才能让她确信这一切都是真的。盼到孕 3 个月,终于出现了轻度的恶心、呕吐,这仿佛在宣告:一切都是真的,天使即将降临。

3 天后,她的反应越来越明显,到最后几乎无法进食。这位准妈妈担心影响胎儿发育,连忙跑到妇儿医院检查,没有发现有什么异常,查看了前几次的产前检查记录,也都正常。自然还是考虑妊娠反应,给予相应的药物治疗。大家都知道,妊娠出现恶心呕吐太正常了,只是个体差异,每个孕妇出现反应的时间、轻重程度、持续时间自然不同。

用药后,症状不但没有缓解,反而越来越明显。次日又到医院去复诊,妇儿医院专家非常慎重,建议她到综合性医院就诊,排查消化系统疾病等其他问题。

接诊的我院消化科专家也非常慎重,认真详细询问了近几天表现及情况,又仔细查看了产前记录及病历记录,还是没有找到其他问题。目前还是考虑妊娠呕吐可能性为大,当然要完全除外消化系疾病也是比较难,所以建议她在密切观察下,先用点药,必要时才做胃镜检查。因为妊娠早期做胃镜总不是最好的选择,何况还是一个有过流产病史的孕妇。

到下午5点多,液体才输了一半多,患者的症状更加明显。家人按捺不住了,直接把孕妇送到了急诊科。急诊科医生同样又再三询问情况,并没有任何新的发现,孕妇的体温呼吸心率及血压等生命体征都没有发现异常。急诊医师想给她测一下血糖,因为1周前刚查过,被家人拒绝,查看产前记录血糖一直是正常。为了慎重起见,再次请消化科会诊,诊断仍然是妊娠呕吐,又给了止吐的药物,加用葡萄糖等液体以防止低血糖的发生。

情况毫无起色。1小时后,孕妇不但恶心呕吐没有好转,还出现了胸闷不适,为了慎重起见将她收入到产科病区。接诊的产科医师发现孕妇的呕吐物里带一点血,连夜请消化科专家会诊,结论:继续按原来的方案进行治疗,止吐、补液,监测生命体征。然而,孕妇的情况继续急转而下,胸闷更加明显,内科二线会诊,又急诊复查心电图和心肌酶谱:除了心率略有增快,还是没有异常。到了晚上十一点左右,病情加重,出现明显呼吸困难,急请重症监护病房、麻醉科会诊:商量是不是要气管插管送重症监护病房。

等我接到电话,一口气冲出家门、打上车、跑到五楼产科,病房里已经挤满了医师和家属。气氛相当紧张,让人透不过气。拨开人群,看到孕妇极其烦躁,脸色灰暗,额头冒着大汗,极其痛苦的表情。一听心率,160次/分左右,呼吸极其困难、呼吸特别深大,随时会出现危险的感觉。我的脑海里立马跳出一个诊断:糖尿病酮症酸中毒!家属一听,非常激动,立刻异口同声反驳:怎么可能是糖尿病,一是没有糖尿病史,二是一周前产前体检刚刚查过血糖还是好的,你们医师乱讲!

在我的坚持下,家人才勉强同意测血糖,测试的结果让所有在场的人都大吃一惊,血糖仪上跳出了一个大大的"Hi"。马上加测尿常规:尿糖++++,尿酮体强阳性。这是一例极为罕见的暴发性糖尿病,出现酮症酸中毒及高渗血症等重症并发症,后两者死亡率都是很高的,何况是个好不容易怀上孩子的孕妇!

诊断明确了,这个疑案就破了。立即调整治疗方案,我更是寸步不离陪伴在其身边,一边密切观察病情的变化,一边反复安慰孕妇。经过几小时的抢救,东方开始微微发白时,患者的各项指标也有了明显好转,这位历经生死的孕妇缓缓睁开眼睛,轻轻地说了一句"好多了"……

然而,令人心痛遗憾的是,孕妇腹中的胎儿因为血糖过高已死亡,这个消息对于极度渴望孩子的女人而言,是多么致命的打击。后来的日子,我一直强忍着心痛带着微笑去安慰她,让她以为孩子挺好,鼓励她好好配合治疗,争取早日康复。直到出院,我们都没有说出真相。医务人员有时经常需要讲类似的假话,也一次一次考验我们的心理承受力,这也是我们这种职业的特殊要求。

妊娠时出现呕吐要不要常规测血糖? 一周前化验过血糖是正常的,要不要复查血糖? 如果还是正常,医生是不是又要背负过度检查的"罪名"? 妊娠出现呕吐特别是当常规处理后没有改善,你会想到是暴发性糖尿病吗? 值得深思!

这个病例是我从医 30 多年第一次遇到,我不知道这位孕妇患了暴发性糖尿病还能不能再次妊娠,现实是非常残酷的。

 小贴士

暴发性糖尿病

暴发性 1 型糖尿病是 2000 年由日本学者 Imagawa 等提出的 1 型糖尿病新亚型,归类于特发性 1 型糖尿病,起病急、预后差,发生糖尿病并发症的风险高,尤其是女性妊娠期发病。以急骤起病、胰酶升高并缺乏胰岛相关抗体为特征。

目前,暴发性 1 型糖尿病的发病机制并不清楚,可能与 HLA 基因型、病毒感染和自身免疫有关。女性可能与妊娠有关系,大多数女性患者的发病时间为妊娠中晚期或刚分娩后。

临床特点

暴发性 1 型糖尿病的临床表现为胰岛 β 细胞(分泌胰岛素)功能完全丧失、病情进展迅速,预后极差。与典型的 1 型糖尿病相比,发病患者的年龄大、病程短、酮症酸中毒程度重。此外,暴发性 1 型糖尿病患者起病前大多有流感症状或胃肠道症状,自身抗体等如大多为阴性,大部分患者血清胰酶升高,女性可能在妊娠期间或产后迅速起病。

Imagawa 等提出暴发性 1 型糖尿病应具备以下 3 点:①血糖症状出现 1 周内即发展为酮症或酮症酸中毒;②首诊时血糖等于或超过 16.0mmol/L,糖化血红蛋白小于 8.5%;③尿 C 肽小于 10μg/d 或空腹血清 C 肽少于 0.1nmol/L 和刺激后(餐后或胰高血糖素)血清 C 肽小于 0.17nmol/L。另外可有其他特征:①胰岛相关抗体通常为阴性;②发病常在 1 周之内,但也有患者在 1~2 周之内;③部分患者血清胰酶(包括淀粉酶)升高;④部分患者有发热、上呼吸道感染或胃肠道等前驱症状;⑤该病可发生在妊娠或分娩后。

六十四　妊娠呕吐引发的悲剧

六十五

孕妇医疗上特殊性带来的困惑

孕妇的医疗问题有其特殊性,毋庸置疑,每位医师必须要给予重视,每当孕妇出现妊娠以外的其他疾病时,更是"雪上加霜",问题会变得越发复杂。

先让我们再回忆一下发生在 2007 年 11 月曾引发全社会关注的《男子拒绝手术签字致孕妇死亡》事件。2007 年 11 月 21 日下午 4 点左右,孕妇李某因难产被肖某送进北京朝阳医院京西分院,肖某自称是孕妇的丈夫。面对生命垂危的孕妇,肖某却拒绝在医院剖宫产手术同意书上面签字,医生与护士束手无策,在抢救了 3 个小时后,孕妇因抢救无效死亡。

这一典型事件引发了媒体的大讨论。讨论中涉及贫穷、我国农村和城市对孩子的卫生教育缺陷、人们害怕承担责任的普遍心理、医院的职责等话题。这样的认识,与新闻媒体的全面、深入和细致的报道密不可分。这样的报道和思考认识,就能够使人们从单纯追究个体责任的思维惯性泥沼中脱离出来,转而讨论我们的制度设计和社会教育问题。

在现实的生活中,在医院的急诊室经常都会面临同样的问题。

孕妇出现高热,不肯用药,为了保护胎儿,殊不知孕妇如高热到 39℃,体内的胎儿承受的可能是 40℃,甚至是 42℃高的温度……

需要做必要的检查不肯做,结果造成悲剧……

需要做手术,不肯签字。

当孕妇病危,家人逃离医院,所有风险都让医院去承担。

法人代表不到医院承担责任。

孕妇本身有严重疾病,明知不可怀孕生子,不听医师的劝告,最后出现问题来院抢救。

甚至有的丈夫一心只想生儿子,不顾孕妇的生命危险。

还有很多很多,这是急诊科医师每天必须面对的!

有的看上去并不复杂的病情，因为病人的不理解，让我们要走很多很多的路。下面就是其中的一例。

本周似乎比较太平，又迎来了我们自己的节日——中国医师节，急诊病房快下班的时候收了一个妊娠4个月的腹痛的病人，表现为上腹部疼痛，比较剧烈。对于这样的一个孕妇，妊娠4个月加腹痛，又诊断不明，为了确保病人得及时正确地处理，我们立即组织了一次全院专家组讨论（对这样的病人必须执行会诊制度），病人血淀粉酶有点偏高（胰腺炎的标志），血白细胞高，其他常规检查没有异常，会诊后建议先抗感染治疗，密切观察病情，但不能除外胰腺炎或肠系膜动脉栓塞，建议做磁共振检查（对孕妇没有影响），结果被拒绝了。

接下就是用什么药的问题，当然要选择对孕妇及胎儿没有影响的药物，与患者家属谈话，家人开始又不肯用，经过反复谈话，最后才同意用药。

第二天早上发现病人上腹痛有了好转，但出现了右下腹疼痛，局部有压痛及反跳痛，出现了典型的急性阑尾炎的表现，再次外科会诊，外科专家回答非常明确，建议马上手术治疗，接下去在要不要马上手术的问题上，展开了长达二十多小时的商量谈话。

第一次谈话，家人根本不接受，拒绝手术治疗，我们知道阑尾炎是可以保守治疗的，但对一个孕妇来说，因为子宫增大，加上可选的抗生素有限，病情很难控制，极有可能转化为腹膜炎。

主管医师汇报给我，我又通过电话，找家人谈话，仍旧是拒绝手术治疗。

又过了6~7小时，病人症状加重，再次与家人商量，得到回答的是拒绝手术。

再过了5~6小时病人情况进一步加重，没有办法，只好自己亲自到医院去找病人家属谈，希望病人尽早手术，前后花了一个多小时，认真详细介绍了孕妇患急诊阑尾炎时，在药物治疗效果不好的情况下为什么要马上做手术的知识，但患者的丈夫坚持认为手术对孩子不好，并要求我们一定要保住他的孩子，殊不知没有青山在哪有柴烧的道理，我自己感到非常无助。

又过了4~5个小时，快半夜了，因为病人实在受不了了，才同意手术，拖了那么久，手术风险就大大增加了，还得继续谈话（病人知情权）。

最后，紧急手术，阑尾已经坏死，差一点要造成腹膜炎，病人最后还算是幸运的，我们的努力终于没有白费。

这个病例告诉了我们什么？虽然并不是一个太复杂的疾病，但因为有了怀孕，事情就变得异常复杂，如果造成腹膜炎，类似《男子拒绝手术签字致孕妇死亡》的事件又可能发生。

孕妇患急性阑尾炎最佳的治疗手段是手术，这毫无疑问，为什么家属不肯早点接受手术，要知道患者有严重的炎症，子宫在阑尾的边上，阑尾炎一定

六十五　孕妇医疗上特殊性带来的困惑

175

会影响妊娠的子宫。即使局部发炎化脓，对胎儿也会造成很大的影响。为了一个小小的阑尾炎，我们进行那么多次的会诊与谈话，消耗那么多的医疗资源，在当今中国医疗资源严重不足的情况下，如果每一个病人都这样，我们怎么办？

在当今中国这是一个普遍现象，只知道用药，认为手术有风险，不知道不治疗好孕妇的疾病，胎儿也不会好吗？在欧洲，怀孕的孕妇能接受化疗，中国可行吗？公众对保护胎儿的问题考虑得过多，不尊重科学，问题究竟出在哪里？

患者选择权与医疗机构决定权的冲突如何解决？不值得我们深思吗？

同时要告知从医者，知情谈话的重要性！

六十六
下酒“零食”惹的祸

一位 19 岁小伙小陈因嘴巴出血不止，到医院看病。

抽血化验，医生一看有凝血功能障碍，追问有没有误食过老鼠药。小陈一脸茫然，摇头否认。

4 月 27 日，婶婶发现小陈不对劲。他嘴巴里全是血，老止不住。问他怎么回事，他自己也说不清楚。除此之外，他整个人病恹恹的，没精神，脸色也蜡黄蜡黄的。但他一直说自己没事，在卫生院挂点滴。当时，婶婶的孩子也在感冒发烧，对他也没太在意。

到了 5 月 3 日，他嘴巴里的血还在流。患者婶婶跟他叔叔说，侄子一定有问题，于是强拉着他到这里来看病。

患者没有发热感染等很严重的疾病，血常规也正常，以往也没有类似情况，没有慢性肝病，也没有用过什么药物，似乎找不到引起出血的原因，怎么会这样，接诊的医师一下搞糊涂了，没有办法只好收住入院进一步观察治疗。

住院第三天，我到小陈的病床边观察，他脸色有点黄，小伙子人瘦瘦的，不太爱说话，两个亲戚在一旁陪着他。仔细分析了入院后几天的化验结果，怎么也没看出有什么疾病，不得不让我重新怀疑中毒，特别是老鼠药中毒的可能，经过反复询问他就是一口否认有这个可能，患者最近一直很好，没有不高兴的事，也没有遇到什么挫折，家庭也非常和睦，找不到一点有自服毒鼠药的线索。

我想了半天，依然坚定自己的判断，还是不能排除中毒的可能，所以与家人聊起了家常，想通过聊家常找到一点线索。一旁陪着的婶婶介绍，小陈老家在重庆，初中毕业就出来打工。1 个月前，他独自一人来宁波找工作，叔叔和婶婶一家在宁波已经打工 10 多年了，目前居住在鄞州区洞桥乡，于是在自家不远的地方，给小陈也租了一间房子，方便照应。

原来，小陈住的地方有老鼠出没，有一次他去镇上逛街，花 10 元钱买了 3

包老鼠药。但小陈否认自己会吃老鼠药，强调 3 包老鼠药还在家里。

这时我来劲了，我坚持叫小陈的叔叔到小陈的住处去找一下，一是 3 包药还在吗？第二在的话，取来让我们见一下是什么样的。

小陈叔叔回到侄子的住处，发现桌上胡乱放着一堆零食，有饼干、鸡爪、果冻等，再仔细一看，还真的发现了一包老鼠药。又仔细找了一遍，确定只有 1 包老鼠药，于是带着这包老鼠药回到医院。

当医生拿着这包老鼠药来到病床前时，小陈揉了揉眼睛，猛然想起 4 月 20 日晚上那一幕。

那晚，他和朋友一起吃饭聊天，不知不觉喝下三瓶啤酒，人稀里糊涂了，错把老鼠药当成零食吃进肚子。

"当时，我喝醉了，想吃点东西，抓起桌上一包零食，以为是番茄酱，用馒头攒上就吃了。刚吃进去的时候，也没觉得什么怪异。半个小时后开始反胃，吐了一堆。吐出来的东西我瞄了下，是绿色的。那时候，我以为吐是因为喝酒喝的，压根没想到是把老鼠药当零食吃了。所以当医生问我有没有吃过老鼠药时，我的第一反应是没吃过。"

看到了这包老鼠药，是液体的，乍一看，包装有点像肯德基里的番茄酱。

老鼠药作用机制就是破坏血液中的凝血酶原合成，导致老鼠内脏出血而死亡。人误食老鼠药之后，也会出现肺、胃、皮下、齿龈等出血，最严重的要属大脑出血了。小伙子嘴巴里的血应该是从肺部排出来的。

好险啊，幸亏没有出现大脑出血。

医师每天需要做的三件事：破案、评估和选择。只有诊断明确了，才能做出正确的治疗。

六十七
喉部隐藏的杀机（一）

人体很多部位的病变容易被忽视，在这我想谈的是一个容易被忽视的部位，如果不注意就可能会付出沉重的代价。

事情发生在宁波一家县市级医院，一位 50 多岁的男性患者，患者开始有胃部隐痛、后慢慢胃部疼痛消失，出现右下腹部疼痛，这是医学上典型的转移性右下腹疼痛，是急性阑尾炎的典型表现。患者同时有恶心呕吐，体格检查发现右下腹有压痛及反跳痛，完全符合急性阑尾炎的表现。主管医师为了最大程度减少手术给患者带来的创伤，选择在腹腔镜下行阑尾切除术。

先来普及一点腹腔镜手术的常识。腹腔镜下阑尾切除术简单说就是通过腹腔镜在人体腹部打 3 个硬币大小的小孔，腔镜通过小孔进入腹腔后，将发炎的阑尾切除的一种手术。这种手术需要全身麻醉。这就是我们今天故事的关键。

大伙儿可能不知道，实施了全身麻醉后患者就会失去自主呼吸，为此需要气管插管外接呼吸机支持患者呼吸，提供人体必需的氧气。气管插管对人体会有较强烈的刺激，即使是已经开始麻醉的患者，也会有本能的抵触。为了确保导管顺利从患者口腔插入咽喉，快速打通气道，在气管插管前需要使用肌肉松弛剂，以确保患者气道处于松弛状态。肌肉松弛剂的使用同样会导致患者呼吸肌失去正常的运作功能，因此整个环节环环相扣，常常需要争分夺秒，确保患者不缺氧。这是手术前一个非常关键的环节。

话说到这里，患者已经躺在手术台上了。随着肌松剂慢慢注入患者的血管，患者的呼吸越来越弱，这时必须尽快把气管导管插入患者气管内。然而意想不到的事情发生了，当气管插管前段通过口腔到达患者喉部时，却遇到了很大的阻力。仔细检查插管位置是对的，但阻力非常明显，出了什么问题？麻醉师非常着急，眼见着患者的呼吸动作已基本消失，如不尽快插入气管内，患者立即会出现危险。情急之下,只能盲目用力往前推进,好不容易插入22cm,终于插到了要求的长度,接上了呼吸机。随后监测发现气道阻力很大,呼吸机很难将把氧气打入患者的肺内。大家非常困惑,但找不到原因,也想不出办法。手术无法进行下去,只能让患者先回病房,继续观察。

家属非常不理解,这么简单的阑尾炎都做不了?来了一拨人,要讨所谓的说法。一场纠纷随时引爆。

我接到会诊请求马上赶过去,仔细询问了病史,也并没有发现特别的问题。随后通过电脑仔细观察患者气管插管状态下的胸部CT,看到问题了!气管导管并没有插入患者气管内,只是导管头端刚刚通过声门(图67-1、图67-2),导管大部分弯曲盘在口腔与喉部之间。再仔细看,气管上端周围的可疑肿块,就是这个喉部可疑肿块惹的祸。

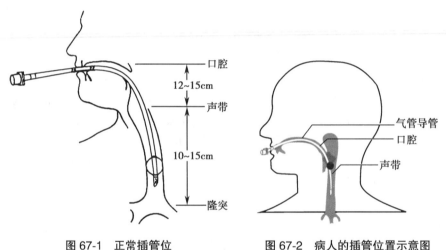

图67-1　正常插管位　　　　　图67-2　病人的插管位置示意图

问题找到了,怎么解决?

围绕着要不要拔管后重新插管问题,大家分歧很大,多数主张拔管后重新插管。但考虑到喉部或声门存在的问题,最后选择行气管切开术(也就是在患者的喉部下端、气管的中上端切一个口子,让患者能够通过新切口吸入氧气)。气管切开后,患者的情况出现了明显好转,没几分钟,患者苏醒了,1个小时后患者自己要求下床活动。一场危机化解了!

思　考

　　1. 患者在实施麻醉前,特别是打肌松剂前,是不是要先检查一下喉部,如果没有发现有类似喉部的狭窄或阻塞等改变,插管是不是会变得更顺利,更安全? 如果在紧急情况下,为了抢救呼吸衰竭患者,插管前每个患者是不是也要检查喉部和口腔,防止喉部隐藏的杀机?

　　2. 这个患者在出现上述问题后,如果选择拔气管导管后再重新插管会有什么问题吗? 如果喉部真的有肿块,拔除气管导管后再也插不进,再选择气管切开将会耽误时间,患者随时会出现意外,这问题就大了! 还有一种情况必须要考虑,即使喉部没有问题,经过第一次插管,咽喉局部可能会产生水肿,导致气道明显狭窄,加大第二次插管的难度。

　　3. 作为一位医师,读片的基本功是非常重要的,如果当时第一时间发现 CT 上有问题,或许这场危机就不会发生。

　　我个人认为在气管插管前,特别是在用肌松剂之前,最好常规检查一下患者的喉部及声带,当证实气道没有问题时,再注射肌肉松弛剂,这样才能保证插管顺利,避免发生意外!

　　大家同意吗?

六十八

喉部隐藏的杀机（二）

线上《喉部隐藏的杀机（一）》发表之后，不少读者说：这样的医疗纠纷摊上也算是运气差，应该算是极小概率事件了吧？其实不然，至少我所知道的病例发生的就不是极少数，引发成医疗纠纷后，浪费了极大的精力去应对，同时也付出了很大的经济代价。今天要说的也是我亲自经历的病例，更玄。

一位50多岁的女性患者，是本院超声科同事的熟人，因咳嗽咳痰、痰中带血来院。问了病史后，觉得问题可能不简单，于是收住入院。入院后体检发现患者有明显的喘鸣音（可以参阅本书《"喘"和"哮"》一文），也就是说，应该存在大气道梗阻。患者咳嗽咳痰有几个月了，近期有痰中带血，所以我们首先考虑主气管内有肿瘤，且恶性可能性大。立即安排了CT，就在我们觉得诊断十拿九稳的时候，CT图像传过来了，没有任何发现！

怎么可能呢？这结果跟我们的体检发现根本对不上啊？怎么也想不通。再次来到患者面前，再次非常认真体检了一次，我坚信我的感觉是对的，患者的喘鸣音那么明显。为何CT显示主气管内没有发现任何异常。难道我那么多年对喘鸣音的认识有错？还是我的听力出问题了？真是百思不得其解。

CT报告是次日才能拿到的。那天已周五，家属比较急，又通过同事来嘱咐，希望早点给出一个明确的诊断。这种状态下，与家属沟通后，我们临时决定做纤维支气管镜，或许它可以解开谜底。我不是常说，发现问题要早一步寻找原因、早一步处理，所以我宁可加班，也不愿意再把疑问拖过夜。这个理念在我从医几十年来，一直让我"好运"，但愿这次也是，让患者早点得到准确的治疗，让家属早点心安，而自己呢，也不必整个周末为此苦思冥想。

一切准备就绪，检查开始。纤维支气管镜通过鼻腔进入喉部时，才看到声门，就发现患者声带正下方有个大的肿块，呈菜花样，还没有来得及为自己体检的基本功高兴时（因为体检发现了异常，但CT没有发现），或者说我根本还没有反应过来，患者突然一阵剧烈的咳嗽，我是眼见着那个肿瘤被她从声门下方咳出来，不偏不倚卡在了声门上。瞬间，患者发生窒息，脸色青紫，监护仪上的心率在短暂的过速后，急剧下降，80、60、40 次 / 分……天哪！死神怎么会突然降临？！只听到周围同事一阵慌乱：怎么办？怎么办？胆小的已经说不出话来了。此时此刻，作为一名急诊科医生，我不能慌，我必须有一个能承受一切压力的强大的心。抢救！除了抢救，别无选择。

我冲出门，顺着楼梯飞奔，十几个台阶只用了两步，几乎是跳着冲下一层楼梯，冲进急诊室，拿起东西又一路狂奔回到患者身边，不管三七二十一，将气管导管插入患者气道。通过声带时，有明显阻力，容不得半点思考，强行推送，相比生命，这样操作可能带来的意外损伤的风险值得我扛起。费了好大的力气，导管终于强行通过声带上卡住的肿瘤，进入气道，气道成功打通。

与此同时，同事们也已经果断地投入了抢救，开放静脉的开放静脉，心脏按压的心脏按压。后续增援的力量也越来越强大，呼吸机、起搏器也很快到位。经过 2 个多小时的努力，患者终于脱离了危险！

太险了！

这例病例在我从医一生中也算刻骨铭心，真的好庆幸自己的运气，惊心动魄中，总算挽回了患者的生命。哪怕家属事后极不满意，我还是觉得自己幸运。如果患者在检查过程中死亡，按照现在的医患关系、制度体制，我将面临怎样的惩罚？真不希望这样的悲剧发生在任何一个同行身上。

 思 考

1. 如果听到喘鸣音，一定要高度怀疑支气管阻塞的存在。要相信自己的体检结果，任何一个阳性体征都不要轻易放过。

2. 这例病例的肿瘤正好长在声带下，而患者的胸部 CT 正好没有扫到气管与喉部交界处。如果当时能够意识到体检时发现喘鸣音可能存在气道阻塞，如果当时能够跟影像科同事沟通下扫描范围再提高一点，是否不会漏下这个"罪魁祸首"的肿瘤？

3. 有喘鸣音的患者，需要做手术全麻时，一定要做好评估。

4. 对于熟人也必须按原则做事，发生事故后没有朋友！

六十八　喉部隐藏的杀机（二）

183

六十九
喉部隐藏的杀机（三）

关于喉部隐藏的杀机已经写了两篇了，前两篇的病例都差点引发严重的医疗事故，还好，悲剧没有一直继续。今天要说的是前不久发生在我院的一个病例，差点漏诊，也值得深思。

前不久，一位50多岁的女士，因为气急伴有咽喉部疼痛被诊断为哮喘和咽喉炎收住入我院中西医结合病区。第二天我院的大内科季主任查房时经仔细听诊，发现体征并不支持哮喘，立即引起了她的警觉。

事情还得从患者的病史说起。近1个月来，患者有轻度咳嗽气促，有时有点喉痛，先后到多家医院的呼吸科及耳鼻喉科就诊，医生们的意见都一致，认为是哮喘和咽喉炎，给予相应的治疗。然而患者的症状始终没有得到缓解，尤其是1周来还出现了发热、气促明显加重。急诊就诊后因呼吸内科没有床位，就收到了中西医结合病区。

季主任到底听到了什么，为什么会警觉这不是哮喘？

"我当时很清楚地听到吸气早期的气道狭窄引起的异常呼吸音，与哮喘的表现不一样。"季主任非常肯定地说。

季主任听到的异常呼吸音与哮喘患者的呼吸音到底有什么不一样？我曾经写过《"哮"和"喘"的区别》，但还是有相当部分医师对此认识不足，或是我们的《诊断学》或《内科学》教科书里没有特别强调，我在此再重复一下：正常人的气管、支气管到小气管是一个连续的管道，直径由大变小。气管内壁是光滑的，所以当吸气时，气体通过气管不会产生涡流，也就不会出现异常的声音；但当气管或大气道某一部分狭窄时，吸气早期，流速进入大气道时，气体流速最快，就会产生涡流，所以就能听到高音调的类似笛子发出的声音，医学上叫喘鸣音，而哮喘病的病变主要发生在小气道（直径小于2mm的小气管），这类小气道通常只有平滑肌，没有软骨，所以这种声音主要分布在呼气末期，又叫哮鸣音。

　　然而,患者的胸部CT并没有发现主气管内有肿块或狭窄。为了明确诊断,季主任建议一定要做纤维支气管镜,不至于再犯我以前犯的错误(第67章)。患者的纤维支气管检查果然发现其声门下有病变(图69-1、图69-2),病变部位与上一期病变部位雷同。对于这样的一种形态学的改变,加上近1周有发热,第一个让我想到的是有没有患白喉的可能。

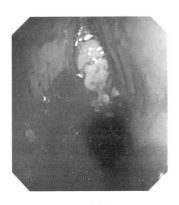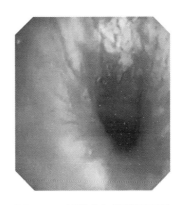

图 69-1　纤维支气管镜下所见　　　图 69-2　纤维支气管镜下所见

　　白喉是一种急性传染病,是由白喉杆菌所引起的一种急性呼吸道传染病,以发热,气憋,声音嘶哑,咽、扁桃体及其周围组织出现白色伪膜为特征,白喉主要累及部位为喉部,有假膜、水肿和痉挛而引起呼吸道阻塞症状,吸气时可有蝉鸣音或喘鸣声,假膜有时可伸展至气管和支气管,与本例纤维支气管镜所见类同。这位患者纤维支气管镜下所见极像白喉的改变。虽然白喉已销声匿迹多年,但一旦漏诊会造成社会流行,造成公共危害。我是一个特别喜欢“小题大做”的人,宁可这些严重问题最后被自己一一排除。这或许是自己的思维方式或在急诊遇到各种传染病太多引发的“职业病”。

　　第一次在纤维支气管镜下取出的组织病理只发现伪膜与坏死组织,诊断仍然没有明确。后经喉镜取的活组织才发现是淋巴瘤。谁会想到一个咳嗽气促的患者,结果是声门下的一种局限性淋巴瘤,我真的没有想到,难啊!

　　类似情况还遇到很多。宁波炼化医院一位退休医师,因为气促咳嗽,在美国和加拿大先后多次就诊,一直诊断为哮喘,给激素等治疗,10个月后回国来我处复诊,一听是个喘鸣音,根本不是哮喘,经过检查,发现主气管内长了一个大的肿瘤,患者失去了最佳治疗机会,真让人痛心!

　　这些的例子给我们带来哪些思考?

　　1. 医疗诊断技术近20年有了飞速发展,大大提高了临床医疗的诊断水平,也在慢慢改变我们做医师的思维和行为,削弱了医师对基本功的培养和训练,应当引起高度重视。

2. 在我们大学教学中,特别在我们的《诊断学》书上,应该补充写上在进行呼吸系统听诊时,一定要特别强调听时相,不同时相听到的异常有不同的意义,非常非常重要!

大家一起努力!

七十

喉部隐藏的杀机（四）

喉部隐藏的杀机先后已经写了 3 篇,前 3 篇涉及的病例确实不多见,虽然危机降临时让人措手不及,但所幸类似情况临床遇到的可能性很小,权当故事听过也无妨。今天谈的倒是很常见的疾病,几乎每个人都得过,急性扁桃体炎。

你读到这里或许会说,急性扁桃体炎也会隐藏杀机啊? 真是闻所未闻。急诊医生日志的老朋友们都知道了,我提到的很多危机几乎都是隐藏在平静无奇的表象里。事情得从 20 年前我们急诊病房刚成立不久的一个病例说起。

病例有点久远,具体已经记得不太清楚了,但预后极其差,所以一直没有完全忘记。患者是一个大约 30 岁的小伙子,因为高热、咽痛来院,急诊化验血白细胞非常高,医师检查他的喉部发现扁桃体肿胀明显（Ⅲ度肿大）,且表面有许多黄色的脓液。患者说话声音都有点嘶哑了,极有可能炎症已经向扁桃体周围扩散,再发展下去,极有可能造成咽喉部狭窄,严重的话还会出现窒息,发生意外。医师给他用了抗生素（青霉素）、激素（用于消除咽喉部肿大）等药物治疗,同时希望他最好住院治疗。这位小后生对医师的建议很不以为然,说:不就是小小的扁桃体炎吗? 自己每年会发生一两次,都是自己劳累的原因。打点青霉素、休息一两天就好了。医生就爱吓唬人! 患者死活不听劝,洋洋洒洒签下拒绝住院的名字,走了。

过了大约不到 2 个小时,急诊接到 120 送来的一个心跳呼吸停止的患者。患者情况很差,已经行了气管插管,靠呼吸机维持呼吸。仔细询问病史,患者骑自行车时倒在地上,是目击者打的求救电话。等 120 医生赶到,此人已口唇发绀,呼吸几乎已经没有了。经过现场抢救,生命体征稍有好转,立即呼啸着赶往医院。交接完,随车医师还特别补充了一句:该患者扁桃体严重肿大,气管插管非常困难。接诊医师这才发现,这不就是刚才那位不肯住院的急性化脓性扁桃体患者吗? 这一番折腾早已面目全非,不仔细辨认哪里还能认出来?

患者收到急诊病房后,经过20多天的抢救,虽然保住了性命,但由于当时缺氧,患者脑功能已经出现了不可逆转的损害,成了一个痴呆,教训非常深刻!

我在这里给公众普及一下什么叫急性扁桃体炎。急性(腭)扁桃体炎是腭扁桃体的急性炎症,多见于10~30岁的青少年,且往往是在慢性扁桃体炎基础上反复急性发作。春秋两季气温变化时最多见。值得注意的是,有时为某些传染病的前驱症状,如白喉、麻疹及猩红热等。

它的主要致病细菌为乙型溶血性链球菌。细菌和病毒混合感染较多见。急性扁桃体炎的病原体可以通过飞沫、食物或直接接触而传染,故有传染性。

患者轻者表现为咽喉肿痛,重者可出现畏寒、高热,体温最高可达39~40℃;咽喉部起初多为一侧疼痛,继而可发展为双侧。疼痛剧烈者可致吞咽困难;言语含混不清。

炎症如果向邻近器官蔓延可引起相关症状,炎症若向喉部蔓延,重者引起颈深部感染,扁桃体周围脓肿,有的向扁桃体深部发展,直至穿透扁桃体被膜,进入扁桃体周围间隙,继而形成脓肿。如果侵犯咽后,引起脓肿及咽旁脓肿,炎症波及咽喉间隙或咽旁间隙,则引起相应区域的脓肿形成。二者均可引起喉水肿等严重的并发症,甚至阻塞气道窒息引发意外。

急性化脓性扁桃体炎也可引起急性心包炎、急性心内膜炎、急性心肌炎等严重并发症。

这个病例真的不曲折,救治过程也毫无悬疑,但是由于患者的大意酿成了他与家人终生的痛苦,作为医生,作为公众,都该警惕。当然,从医师角度来看,没有什么小病大病之分,任何疾病都应重视,来不得任何闪失!

偷拍史上最美女医生!

这是手术室同事在手术接台间隙偷偷拍下的正在吸氧的宁波市第一医院产科丁主任。医院的同事们见到这张照片都惊呆了,手术都做得缺氧了,这样的正能量应该传播!

今天她从早上 8 点半进手术室,一直到下午 4 点半才出来,连轴转地做了好几台手术。其中,6 台是腹腔镜下切除子宫肌瘤手术。在做完第 8 台手术后,她体力有些不支,出现了心律失常,于是在下一台手术间隙坐在地上吸了一会儿氧。她的同事偷偷拍下来这张图传到了朋友圈"这是我们医务工作者的常态呢!"

时间是下午 3 点,中秋节刚过、忙碌的周一、连轴转的手术让同事们眼中素来精力充沛的她也感体力不支,产科的特点就是病人多手术多,不是医生不想休息,真的是根本停不下来,尽管

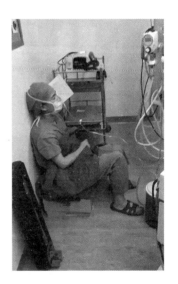

图 71-1　丁主任在手术中吸氧图

眼神难掩疲惫,医者的责任让她选择了坚持,没有像样的休息地方,不得已就在手术接台的间隙,坐在地上吸会儿氧。

而且,今晚她还要上夜班,明天早上还要坚持上门诊。

这就是大多医务人员的现状。

我们在赞美丁主任的同时,不得不对我们的医疗体制,我国医务人员的现状深虑!

医患信任危机的代价（一）

医患关系发展到今天这个地步，我想并非其中任何一方主观故意破坏，而是与其所处的大环境息息相关。信任危机已是当今社会关系的普遍现象，信任危机引发的医患关系的变化，较为普遍的是对医生的不尊重，严重的上升为伤医甚至更为恶劣的刑事案件，近年来竟然屡见不鲜，令人痛心。这些变化的背后，有多少人明白，任何一个医生都不会存在主观故意的治疗失误，主观故意地伤害患者。医患之间的不信任，最后损害的到底是谁的利益？大家还记得上一期那个因为拒绝住院最后急性扁桃体炎发展为气道阻塞引起脑功能不可逆损害的小伙子吧？其实貌似小小的急性扁桃体炎，还有很多的严重并发症。

下面给大家讲的患者也是一位青年小伙子，发热四五天，有点喉部疼痛，病情倒不算太重。只是患者当时比较着急，所以按照他的要求，给他安排了住院。入院后检查发现患者扁桃体有点化脓，扁桃体肿大不是太明显。考虑到扁桃体炎症多数是链球菌感染所致，理所当然选用了非常有效且价格便宜的青霉素治疗。治疗前按照常规，对高热的患者抽血送了血培养（血培养是一种把患者的血在体外模拟人体的环境里进行培养，观察在该环境中是否会有细菌生长的一种检查方法），也就是说查一下血里有没有细菌生长，这个检查对医师选用抗生素和指导治疗有非常重要的意义，凡有高热不退的患者这项检查是必须做的常规检查。

血培养需要3天才能有初步结果。不过治疗效果非常好，患者入院后第2天体温就开始下降，第3天体温正常了。3天后血培养的结果也证实了我们最初的推测，也就是血液里有草绿色链球菌生长。

为了把问题说清楚，先来普及一下草绿色链球菌相关知识。草绿色链球菌（viridans streptococci）是人体的重要正常菌群之一，分布于上呼吸道、胃肠道和女性生殖道,以口腔分布为最多。该菌可致败血症,偶可致脑膜炎。此外,尚可致肺炎、心包炎、腹膜炎、唾腺炎、口面部感染、牙源性感染、中耳炎、鼻窦炎等疾病。草绿色链球菌还会有较严重的并发症——心脏内膜感染。

青霉素仍是治疗草绿色链球菌感染的首选药物。在某些地区出现少数青霉素耐药株,所以治疗细菌性心内膜炎时,青霉素需与氨基糖苷类药物联合应用,必要时也可与万古霉素合用。其他抗菌药,如头孢菌素类、林可霉素类、红霉素、氯霉素等也可根据病情作为青霉素的替代药物选用。

口腔手术或扁桃体摘除术后,患者也可产生一过性菌血症,正常情况下细菌迅速被人体吞噬细胞清除,但在有病变的心瓣膜、受损心内膜,细菌可在上述病变部位停留繁殖,致心内膜炎发生,病情严重或治疗不彻底会造成心脏瓣膜的破裂,常需手术切除,更换人工的心脏瓣膜。

接下去再说这位患者,一切顺利,待了1周后,患者自觉没有任何不适,在医院待不住了,闹着要出院。医生反复做工作,告诉他血培养结果发现细菌生长,这种情况下的治疗是需要一定疗程的,并且要复查二次血培养,当二次结果都证实没有细菌生长才可出院。患者倒是留了下来,接着又治疗了1周,一切正常,复查二次血培养结果都是阴性的(没有细菌生长)。按准常规患者可以停药,观察2天正常的话就可以出院了。

这时候,还要不要继续用青霉素成了一个争论的焦点。前文已经谈到了,这种细菌最大的危险是会引起细菌性心内膜炎,会导致心脏瓣膜破裂,重者致死。我们面前的这个病人,虽然没有心脏疾病病史,心脏超声的检查也没有发现任何异常,但大家要知道,有时非常微小的病变,超声不一定查得出来,经过反复考虑,鉴于患者对青霉素治疗有效,加上药价便宜,为了不让患者体内残留一点点"漏网之鱼",权衡再三,决定延长治疗1周。

因为我们的这个决定,引起很大的争议,患者当然不理解,说好的两次血培养复查都是好的,怎么又要再治疗1周?在我们面前大吵大闹,任凭我们怎样解释都没有用。最后不得不妥协,但我们再三叮嘱,患者必须在门诊继续治疗1周。患者依然拒绝一切劝告,愤愤然签字出了院。

3个月后又见到他时,我愣了一下,仔细看看他,一手捂着左胸,拖着步子缓缓挪到我办公室里,这样子,应该不是来吵架的。我有些纳闷,但似乎又预感到了些什么。他果然不是来吵架的,而是认认真真跟我道了个歉。原来,追悔莫及的他当初真的意气用事,坚持认为医生忽悠他。哪知道真的被我们说中了,1个月前因为胸闷气促、不能平卧,去另外一家三甲医院检查,结果发现细菌性心内膜炎,靠药物治疗已经无法控制,最终不得不手术,换了心瓣膜,花了几万元不算,关键是留下了终身的缺陷。

本来可以再用几十元就能解决的事,结果花了几万元不算,还留下终身的残疾,大家有何感想?

就在刚写完本文准备发表时,我的病房又遇到类似一例急性细菌性心内膜炎,不积极配合治疗,不得不急诊手术治疗(2015年10月21日),令人痛心!

那么,当医患之间出现不信任的时候,可能损害的会是谁的利益?我想答案无非两种,但最终,我想可能只是一个。

医患信任危机的代价（二）

《医患信任危机的代价（一）》看了后，不知道您作何感想？或许替主人公惋惜，又或者觉得作为一个成人，他是该为自己的任性负责？话说回来，虽然也是个极端的病例，可教训总归太大了点。

今天的故事还未提笔，心中已满是无奈与压抑。

患者是一位孕妇，妊娠4个多月时，咳嗽有2个多月，痰不多，白色，没有痰血及胸痛等不适，有点气促，久治不愈，收住入我们急诊病房。

对于孕妇来说，当然有她的特殊性，任何的治疗、检查都要复杂得多，毕竟事关两个人的生命，医生自然不敢有丝毫纰漏，从检查、治疗等方方面面再三斟酌。对这位患者也不例外。我们对她进行了仔细体检，没有发现有什么特别的异常。综合考虑后，先给予常规抗炎、止咳、化痰等治疗。只是经过10余天的治疗，不见任何好转。

接下去如何进一步处理和治疗是摆在我们面前一个很大的问题。治疗疾病最重要是要查明原因，只有查明原因，才能对症下药，这个不难理解。于是，问题就集中在要不要做胸部CT上。因为对一位咳嗽患者来说，长时间常规治疗无好转，势必要查明引起咳嗽的原因。要知道，所有呼吸系统的疾病都有可能引起咳嗽，要查明咳嗽的原因，其中最好的方法之一是做胸部CT。

大家都知道，CT是利用放射线通过人体某个部位，根据不同部位通过量的不同成像并分析疾病的一种辅助检查方式。这个辅助检查方法大大推进了现代医学的发展，其优点也是其他技术无法替代的。但任何检查都有局限性，尽管对一般患者而言，这样的放射线对人体不会造成什么影响，但对孕妇而言，尤其是怀孕前3个月的孕妇，还是有安全风险。因为怀孕第一个3月之内，是胚胎从受孕卵成为一个小胎儿的重要过程，接触放射线可能带来胎儿畸形的风险。但3个月后的孕妇，这种胎儿畸形的风险就不存在了，只要保护得好

（下腹部用铅衣保护好），还是比较安全的。

我们在与患者家属进行沟通的时候，没有想到会遇到这样的阻力。患者的先生从事外贸工作，家境颇丰。我们在打算给患者做CT检查时，很"美好"地以为，从事外贸工作的人毕竟走南闯北、见多识广，尤其跟老外做生意的人，思想总是比较开放一些，只要利于患者疾病的，应该能理解。哪知道对方几乎是一口拒绝，一再强调不允许我们进行任何对孩子健康有影响的检查。

我们感到震惊，这时候患者的健康难道就不重要吗？要说风险，孩子从成形到呱呱坠地再到成长这一路，什么风险没有，吃饭都有噎着的可能。母亲不健康，肚子里的孩子难道就完全不受影响了吗？风险无处不在，所以人才要学会权衡利弊，这恐怕才是真正的成长。难怪有的孕妇自己发热到40℃了，还不肯用药，说是为了胎儿健康，在我看来，就是愚昧无知。是的，胎儿是要得到加倍的呵护，但是，孕妇首先是孕育生命的土壤，土壤出问题了，种子还能茁壮成长吗？

与患者和家人谈到最后，不接受检查也就算了，最后还撂下一句狠话："你们有什么了不起，我带夫人去美国看"。他并不知道，这句话可以说是我从医生涯中听到的最难忘的一句话。难道国外的月亮真的比国内的要圆？有钱就是这样任性，最后家属签了字，愤怒地离开了医院。

事情过去了两个多月，其实我们一直都惦记着这个孕妇。尽管当时我们的真心诚意被她的家人这样曲解，心里多少有点委屈，但事实上我们也能理解，毕竟老百姓不懂医，对放射线不科学的恐慌是社会普遍现象。你不能要求患者都能信任你，况且当下的医患关系还是这样令我们无奈。

因为跟同事相熟的关系，得知患者的先生与我同学在同一单位。两个月时间里，我不断地在打听这位患者的消息，他们到了美国究竟怎么样了？难道美国还有更好的方法？事实上我从同学那里得知，这位老兄一直在上海找名中医给他夫人吃中药。在这里我要郑重声明我没有任何一点诋毁中医的意思，我也经常用中药治疗患者，但方法学上有不同。当然，没有一个医生希望自己曾经的患者遭遇磨难，我也是这样暗暗祈祷，希望她度过这一关。

转眼，是两个多月后的一个晚上，我同学很突然打电话给我，说：她快不行了，现在上海某大医院抢救。他们想次日回宁波来，你能不能不计前嫌、出手相救？我哪有拒绝的道理，我是医生！我一口答应。然而我还是没有等到她，就在她和家人打算回宁波的第二天清晨，她带着尚未谋面的孩子在离家乡不远的城市溘然离世……

在中国，类似的悲剧还在不断地发生。我们深深地感到，普及基本的医学常识、宣传正确的健康知识是多么的重要。提高全民素质不是多读几本书、多播放些有内涵的影视作品就够了，它需要多少代人方方面面的努力，这也是我写《急诊医师值班日志》的初衷。写到今天，已经 73 期，说实话，日常的工作任务实在太重，我几乎都是熬夜写的。我这把年纪早已把名利看淡，唯一支撑我写下去的动力是，让更多的同行引起警觉，还想让更多的老百姓看到、听到，不让一个个真实的血的教训再重演。

所有的一切在于一念，这一念也许是选择，也许是注定……

最后用狄更斯在《双城记》中开头的话来结束本文吧！

"那是最美好的时代，那是最糟糕的时代；那是智慧的年头，那是愚昧的年头；那是信仰的时期，那是怀疑的时期；那是光明的季节，那是黑暗的季节；那是希望的春天，那是失望的冬天。"

七十四

"金标准"的无奈（一）

医师都知道,病理是许多疾病诊断的金标准。所谓病理,就是从患者的病变部位中取出一小块组织,进行切片制作后,直接通过显微镜观察病变部位病理变化并作出病理诊断的一种诊断方法,毫无疑问这一定是诊断疾病的最直接证据。然而,即使是全球医学界公认的疾病诊断金标准,也有它的无奈之处。此话怎讲?

事儿还得从多年前的那个病例说起。患者是一位91岁的老人,这位普通的老人并不普通,一生含辛茹苦养育子女,后代子孙各个优秀,一门出了好几位医学专家,其中还有当医院院长的。老人平素体健,那次略感胸闷气促。子女一向孝顺老母亲,见老人家有些不适,急着将她送往医院。体检发现,患者左侧胸腔饱满,叩击左侧胸部声音有点实,不像正常胸腔叩击音(正常胸肺含有气体,叩击胸部发出声音类似叩击鼓一样,所以又叫鼓音),呼吸音几乎很难听到。这些征象都在告诉我们,很可能患者胸腔内有大量积液。胸腔B超证实了这一判断。90多岁的老人,无缘无故出现大量的胸腔积液意味着什么? 学医的儿女们立刻明白了几分,努力掩饰着复杂的情绪,马上安排老人住院。

入院后做了详细的检查,唯恐漏下一点蛛丝马迹。只是奇怪的是,从头到脚都查了,除了胸腔积液外,其他均无异常。抽取胸腔积液检查,胸水色黄,较黏稠,显微镜下看到大量淋巴细胞,这个结果表明非化脓性感染(化脓性感染应见到以中性粒细胞为主)。所有的关注点都集中到了唯一异常的胸水上了,要找到老人的病因,只能沿着这条线索去找证据了。反复多次胸水化验的结果跟第一次一样,没有发现有力的证据指向某个疾病。儿女最后把胸水标本送到了上海,分别在瑞金、中山及肿瘤医院病理科做化验,终于在胸水中找到癌细胞。

至此,将患者高龄、缓慢起病、不知不觉出现大量胸水几个信息都合情合理地串在了一起,诊断似乎尘埃落定。

中国新文化运动的倡导者胡适讲过,人最宝贵的财富是会深入思考。我想,作为医生,更加需要这样的财富支撑你的职业之路。医学是科学,但也需要较大程度地依赖于经验及个体思维。面对千差万别的生命、千奇百怪的病因,只有习惯深入思考、逆向思维,运用这些思维习惯,才能把临床诊疗中的失误尽可能减少到最少的程度。

说实话,我怀疑这个诊断。尽管它出自权威的大医院。我看到的分明是黄色的黏稠状的胸水,而据我的经验,这与恶性肿瘤导致的胸水太不像了。如果是恶性肿瘤导致大量的胸水,一般肿瘤大多已经到了晚期,胸水的颜色应该是血性的,至少也是淡血性的。如果不是肿瘤,那么很有可能是结核病。我那时候年轻,觉得自己的分析完全站得住脚,就任性地给患者用了抗结核药。抗结核药有很大的副作用,尤其对肝脏影响较大,何况还是这样高龄的患者。

对于我这样一个选择,她儿女中有几个人特别不理解,反馈到了院领导那里,我为此挨了几顿批评。一个小小的住院医师,居然不顾上海大医院的权威诊断,擅自让患者冒那么大的风险,太狂妄了。我努力解释,我想,我是充分权衡过利弊的。好在,部分家属最后接受了。

等待疗效的过程其实我比谁都煎熬,尽管我一直自信我的判断,但我还是承受着不小的压力。胸水确实在减少,这证明了治疗的有效性。如果是癌症导致的胸水,在未做正确治疗的前提下,胸水是不可能这样减少的。哪怕今天抽出 1000ml,明天照样跑出来,甚至更多。1 个多月的精心治疗后,老人明显好转,高高兴兴出院了。

为什么被称为"金标准"的病理检查会出现差错呢? 这得从如何做病理检查说起。一般病理检查是直接从病变组织中切下一块,再用特殊工具把病变的组织切得非常薄,然后放在玻璃片上固定,再用细微镜观察组织形态等。所以,病理诊断最后还是依赖病理医生的专业水平,这里先不赘述。与其他的病理标本不同,今天要谈的病理标本——胸水有它的特殊性。首先,胸水并非病变组织本身,而是病变引起的胸腔内积液异常增加,这个特性首先决定了胸水病理检查已经不是直接地对病变组织地观察了。另外,胸水里发现的组织细胞,也并非组织细胞原型。经过胸水的浸泡,病变细胞的细胞核染色质会变得特别粗大,有些形态与癌细胞很像。所以,我常说病理报告中"找到癌细胞"并非真正定性为癌细胞,只是显微镜下观察到了癌细胞形状的细胞。这样说,大家可以理解吗?

再说回到文中的老人,经过 1 年多的门诊随访,最后彻底康复。这场特殊的治疗经历，也让我们成为了忘年交。让我没有想到的是，8年后，也就是她99岁那年，老人执意要穿过半个城市来医院看望我。我一直忘不了那一幕，满头银丝的老人在女儿的陪同下，一瘸一拐、步履艰难地走向我，手里捧着一件衬衣……

七十五
"金标准"的无奈(二)

前一期写了《金标准的无奈(一)》,是因为病理检查方法学上存在的问题造成了误判,实际上这样的教训并不少,有些教训还是深刻的。其实在临床实践中还有很多类似情况,做了病理检查却依然不能解决问题,或者病理检查结果诱导错误诊断,我想对病理检查本身了解不够全面的前提下,遗憾的发生是不可避免的。如何让临床医生及老百姓意识到病理检查本身的局限性,病理检查过程中有许多因素导致的误判是当前无法克服的。换句话说,就是要明确病理检查的"配角"身份,摘去长期以来一直主导诊疗思维的"金标准"的帽子,值得我们思考。我想,我们对错误的总结、反思和以错误为案例的教学、带教是远远不够的。下面要给大家分享的一例终生难忘的病例,因为一句话改变了一个年轻人的命运。

事情发生在 20 世纪 90 年代中期,我中学老师的妹妹跑到急诊室来找我,说她们公司董事长的女儿生病了,想找我看一下,我一口答应了。

小姑娘才 19 岁,发热、淋巴结肿大。来院检查后发现全身多处有很多的淋巴结肿大,颈部更多一点,似乎有一点点轻度压痛,血化验白细胞减少。淋巴结出现这样的病变比较棘手,需要对许多疾病做鉴别诊断,包括淋巴瘤。淋巴瘤是血液系统的恶性肿瘤,在当时那个年代还没有好的治疗方法,一旦得上,几乎无一能逃脱死亡的结局。为了明确诊断,最好的办法肯定是直接取一个淋巴结做病理检查。我们把这些情况一交代,她的父母家人吓坏了,当即决定去上海检查。

事情过了 2 个多月,一天我偶遇我老师的妹妹,问起小姑娘的情况,得知她已经诊断明确了,非常遗憾,确实是淋巴瘤,而且已经做了 3 次化疗了。我当时也是"八卦",问在哪个医院就诊呢? 她答:上海 ×× 医院。"为什么不去上海瑞金医院? 瑞金的血液科可是全国有名的。"我脱口而出。分别时,我一再叮嘱我老师的妹妹,务必让小姑娘的家人带她去上海瑞金医院。家人最后也抱着一丝希望把切下来的淋巴结标本拿到上海瑞金医院会诊,结果得出的结论完全相反,是坏死性淋巴结炎!这简直就是将判了死刑的人直接宣布无罪释放了,一家人瞬间喜极而泣。后来,小姑娘得到了正确的治疗,一点点激素,就让她完全康复。

为什么会出现这种情况?坏死性淋巴结炎在临床上非常容易被误诊为其他疾病,尤其是淋巴瘤和恶性组织细胞病之类。后两者在当时治疗效果极差,而且病理诊断在当时还非常困难,我不是这个专业的也不内行,后来请教了这方面专家,自己也有了一点知识。

坏死性淋巴结炎病因尚不明确,根据其临床经过,发病前常有呼吸道感染史,出现白细胞减少、淋巴细胞百分数增多及淋巴结呈非化脓性炎症,抗生素治疗无效及自限性等特点,提示本病可能与急性病毒感染有关。

多见于青年女性,以春夏发病较多,部分患者病前常有病毒感染史、咽峡炎史等。发热热型不一,可呈弛张热、低热或不规则热、最高可达 39~40℃,亦可呈间歇性发热,部分患者体温可正常。发热持续 1~2 周,个别患者可持续高热达 1~2 个月或更长,一般可自行消退。淋巴结肿大多位于颈部,亦可累及腋下、锁骨上、肺门、腹股沟等部位,活动,质地较软,起病急者常伴疼痛或压痛,局部无明显炎症表现。淋巴结常随发热高低而增大或缩小,这与淋巴瘤和恶性组织细胞病等血液系统恶性肿瘤的淋巴结肿大、质地韧或较硬、进行性增大而无压痛的特点不同。部分患者可出现皮疹,表现为荨麻疹、丘疹、多形红斑,往往为一过性,持续 3~10 天后消退。30% 左右的病例可见轻度肝大,50% 的病人亦可呈一过性脾大,发热消退后即可恢复正常。

多数病例外周血白细胞减少,分类提示淋巴细胞增高,部分患者可见异形淋巴细胞(传染性单核细胞增多症亦可出现异形淋巴细胞,但白细胞总数往往明显升高,异形淋巴细胞比例亦较高,常 >10%)。本例患者血红蛋白及红细胞、血小板计数多在正常范围内。目前国内尚缺乏统一的诊断标准。

这个病例一直在我脑海里,就在写日志的前几天(2015 年 9 月)又遇到我那老师的妹妹,说小姑娘一切很好,成家生子,孩子都很大了。幸福很简单,死而复生,也许又是注定?愿有更多的医者能明晰病理检查的局限性,能逃离更多注定要发生的错误。

七十六

必须警惕的"钓鱼就医"（一）

不记得从什么时候开始，"钓鱼执法"这个词流行起来。今年情人节，医学界杂志发表了一篇文章——《钓鱼就医，医师需要警惕的患者》，"钓鱼就医"成了2015年医疗界的新名词。

文章大致内容如下：一名自认胸廓畸形的患者在某医疗网站向某三甲医院医生做了咨询，当时医生在网上给予了"可以做手术"的回复。此后该名患者当面求诊反复请求该医生为自己手术，在反复劝说手术无必要未果后，医生考虑到患者迫切心情，同意了患者的手术请求，但在后来的检查中得知该名患者隐瞒了自己有预激综合征且感染艾滋病的情况，在综合多方原因后，该医生拒绝再为其手术，而这名患者威胁将以"拒绝为艾滋病人手术"为由对该医生进行申诉控告。"我本将心向明月，奈何明月照沟渠"，这名医生的感慨里有几多无奈心酸。

孰是孰非，暂且不论。作为医生，我想说，当医者仁心被有目的的人利用的时候，也是我们该长教训的时候。这种事，在急诊多年的我也遇到过。

那是多年前的一个初夏，宁波某县医院发生了一例医疗纠纷，我应邀去调和，带着忐忑不安的心情赶到现场。

这是一例"婴儿死亡"引发的纠纷。患儿被其父母送往医院时病情已非常危重，心脏听诊有杂音，心电监护仪显示心律失常，用专业术语来说，是室性期前收缩。

何为室性期前收缩？正常人的心跳是非常有规律的，它的起跳由右心房窦房结发出指令，再通过特殊的传递指令通道——心脏传导系统，传到心房，继而引起心房的收缩，把血从心房输送到心室，再通过心脏传导系统，把指令传到心室引起其收缩，靠心室收缩的力量把血液通过动脉输送到人体各器官，完成一次心跳过程，这一过程是非常有规律的。而频发室性早搏就是当心脏特殊的指令还没有到心室时,心室"不听话",自己先跳了,其后果是随时会发生心脏停搏,这样是非常危险的!

眼前这种情况,任何一个医生都不会懈怠,立即给予最常见的也是最有效的抗心律失常药——利多卡因,同时投入紧急抢救。实际上患儿已经回天无力,没几分钟,患儿心搏骤停。之后无论医生怎样努力,患儿再无任何生命迹象。

一个8个月大的孩子死亡,对于一个家庭甚至亲友圈都是巨大的打击。家属异常激动,在医院大吵大闹。院方理解患方心情,耐心劝说解释,安抚情绪。然而谁都没有想到,家人中间突然有人拿出了当年刚刚出版的药典,指着上面的一行字愤怒地质问:"药典上写得,利多卡因在儿童没做过临床试验,没有依据可以应用!孩子是你们用药失误导致死亡,你们要赔!"一呼百应,群情激奋的家属反反复复重复着:"医院害死孩子,医院赔钱!"

在场的院方工作人员都惊呆了,这是谁都想不到的场景。一群家属中没有一个人学医,怎么瞬间就拿出了最新版本的药典,甚至一下子就把矛头对准了利多卡因?等回过神来,院方火速组织专家查找儿科学相关资料,《儿科学》教材上清楚写着,这种情况下可以用利多卡因。患方根本不听,理直气壮地说:药典是用药的最高法典!

来者不善!只是,问题到底出在了哪里?这个死亡的孩子身上到底隐藏着什么秘密?

据当地医务人员介绍,抢救时曾问及患儿病史时,家人明确表示孩子生下来很健康。再看医院的抢救措施,我认为无可非议。我又仔细了解了孩子的家庭情况,提出了自己的疑点:父母为当地农民,当时都三十七八了。在农村,三十七八岁才生孩子有点不同寻常。什么原因那么晚生孩子?况且,一个农村家庭怎么会在事发当时立即拿出了新版的药典?究竟谁在其中"出谋划策"?

围绕疑点,当地卫生局随后开展了调查,通过大量走访调查,最后终于真相大白:这对夫妻结婚已10多年,一直没能怀上孩子,先后到杭州、上海等大城市治疗,花了不少钱都未能如愿。最后到广州去做了试管婴儿。本以为顺顺利利地可以有个孩子,哪知生出来是一个患有主动脉骑跨的先天性心脏病婴儿。夫妻俩多次到广州打官司,结果以败诉告终。

主动脉骑跨的心脏,它的主动脉不是从左心室出来,而骑跨在左右心脏之间。这样的婴儿出生后一般只有3~6个月的生存期,像这个婴儿能够活到8个月,真的已经算长。家属隐瞒病史的原因,就是有意诈取医疗赔偿。这不是典型的钓鱼就医是什么?尽管最后医院的"冤屈"被洗刷,但这个过程却消耗了当地卫生行政部门和医院大量的人力、物力、财力,最后却得不到任何的说法。

这一例"钓鱼就医"有哪些值得借鉴之处?

1. 关于患者的社会背景　作为医务人员,任何一个患者的社会背景都有必要作一定的了解,这其中除了能找到一些疾病发生发展的相关线索外,有时候,特殊的患者还需要引起我们特殊的防备。本文中这对夫妻为了生育花费了很多钱,对一个农村家庭而言确实是绝大的负担。本可以获得同情的夫妻,却阴差阳错想出了这种手段,扰乱了正常的社会秩序,消耗了大量的社会资源,他们是不是应该得到相应的惩罚? 事件背后究竟何人在指使? 这个出谋划策并致使矛盾无法化解的"帮凶",又该不该受到谴责甚至惩罚?

2.《药典》等权威医学书籍中类似的内容,是否需要改进? 有关部门值得思考。

3. 假如遇到这样死因蹊跷的案例,医疗机构应该想方设法查找患者异地就诊记录,防止被隐瞒、被欺诈。

细思恐极。但愿社会在进步、人心终向善。

必须警惕的"钓鱼就医"（二）

　　医院就是一个社会最好的缩影，几乎所有的喜怒哀乐都能在医院里找到生动且绝不重复的版本，而人性的种种，更是在这个关乎生命、健康、幸福的地方，一一得到了投射甚至放大。

　　一个耗尽贫穷家庭经济和心血降临的孩子，因为先天缺陷，成了谋财的工具，这并非个例，但绝对是一个很有代表性的例子。还有更多的类似的事情总在发生，医院和医生，成了居心叵测的患者或家属发泄、报复的对象。防不胜防之下，医者仁心备受伤害，令同行心痛。

　　还有一个让我一辈子无法理解的案例。一辈子无法理解，是怎样的感受？

　　这是个 17 岁的孩子，来急诊时，病情非常危重。接诊医生觉得孩子个子特别小，预计也就 10 岁左右的样子。再三反问其母亲，得到的都是"17 岁"这个肯定的答案。常规询问病史，亦矢口否认。当时孩子的情况极差，呼吸急促，血压很低，心率极不规则，听诊心脏有杂音。"确定没有心脏病史或者先天性心脏病？"医生怀疑，再次询问。"没有！"这位母亲异常肯定。

　　紧急抢救！吸氧、开通静脉通道、升压及抗心律失常等一系列措施有条不紊。然而，基本抢救刚刚停当，没等大家进一步思考病因，这个孩子的情况急速恶化，心跳呼吸骤停！所有急诊医生护士一拥而上，拼命想拉住这个花季少年。然而，最后的结果还是一场令人扼腕痛惜的悲剧。

　　这是计划生育年代的独生子，"失独"对迈入中年的父母而言，用生不如死来形容都不为过。孩子的母亲一见孩子被宣布死亡，顿时在急诊室里歇斯底里地哭闹，多少难听粗俗的话涌向医生护士。大家默不做声，这种忍受如果能减轻这个失独母亲的一点点痛，那么也是有价值的。就这样，折腾了一整夜。

　　更大的风波还在后面。次日清晨，医院门口挂出了黑底白字的横幅，上书"还我儿子！"而这个在急诊整整闹了一夜的母亲更像是个冲锋陷阵的战士，

"仗"打得红了眼睛,身上披着鲜红的布条,布条上同样写着她歇斯底里的"控诉",亢奋地满大街地跑,引得来就医的患者、路人纷纷驻足围观、交头接耳,一时之间流言四起。

这样的阵势在医疗纠纷"宁波解法"出来前,各大医院都会上演。久而久之,医护人员也习惯了,该救的病人还得拼了命地救,该挨的骂还得默不做声地忍。说大了,这是职业使命必需的大爱情怀,说小了,只求问心无愧。

折腾到这么大的动静,这个母亲还远没有歇手的意思。几天后,这个母亲(后来得知她是一个老师)从单位动员来了一大批同事,这些善良的老师们同情她们同事的失子之痛,把医院接待室挤得水泄不通,希望院方给他们一个说法。在这位母亲的鼓动下,不明真相的老师们义愤填膺,将平时教书育人的良好逻辑、口才纷纷用于这场对医院的控诉中。一时之间,整个会议室里一片厉声指责,仿佛医院犯下了滔天大罪。

事情发生,这个母亲的种种表现,在我们看来并不是迫切地想追寻孩子的死因,相反,她如此大造声势似乎在努力掩饰她的焦躁,而非悲痛……

正如我们所预计,在我们应对这样突如其来的纠纷的同时,院方派出的力量已经搜集到了有力的证据。这个孩子虽然在我们医院第一次就诊,但他已经是个长年跑上海各大医院的老病号。这个可怜的孩子一出生就患了一种叫马方综合征的先天性心脏病,在上海已多次住院。此次家人知道孩子已回天无力,故意隐瞒病史,想着只要营造一定的社会影响,医院无论如何总会顾及声誉息事宁人,那么他们多少可以谋取些经济补偿。

在听完医院调查情况公布以及对家属义正词严的教育后,那些刚来时还群情激奋的老师怎么也没有想到,自己的善良被同事利用了,纷纷尴尬地离场。剩下那个母亲和她的家人,面对这个结果,脸红一阵白一阵……

总有那么一些人永远也搞不清楚生病时自己真正的敌人究竟是谁,而不由分说把矛头对准医生。假如医者仁心被无休无止地伤害,那么,当你被病魔折磨得痛不欲生时,当你的生命岌岌可危而本能地抗争时,谁来帮你?

我想,那个时候站在你身边的,还是我们。

谁让我们是医生呢。

 小贴士

马方综合征:
　　马方综合征又名蜘蛛指(趾)综合征,是常染色体异常造成的显性遗传病。患者出生时一般都正常,但在正常生活条件下,身体器官却表现出功能障碍。现代遗传学研究发现,常染色体显性遗传属于单基因遗传病,具有以下特点:患者的父母一方或子代通常可见同一种疾病;如果父代一方患病,子女中患病率为50%,且男性的机会略大于女性。

马方综合征是运动员猝死的第一"杀手"。

在体育界,运动员因患马方综合征而死亡的悲剧屡屡上演。马方综合征被认为是运动员猝死的第一"杀手",一旦爆发,几乎没有有效的救治方法。

1986年1月24日,身高臂长、威风八面的原美国女排主攻手海曼,在球场上突然倒下,在送往医院的途中心脏停止跳动,经诊断海曼死于马方综合征。在国内,1984年,身高达2.17m、弹跳极佳、动作灵活的中国男篮运动员韩朋山猝死,有资料证实韩朋山死于马方综合征;2001年,四川排球运动员朱刚猝死(推测死于马方综合征),有报道称朱刚的父亲也因马方综合征而逝世。

优秀的小提琴家帕格尼尼:身躯瘦长、关节柔软、手指纤长。比常人长的手指和柔韧的关节是他的天赋,使他能在演奏的过程中应用种种对常人来说几乎不可能的技巧,倾倒众生,被誉为"小提琴魔术师",至今无人能出其右,而他留下的曲谱没有几个人能顺利演奏。经考证:这位伟大的小提琴演奏家和作曲家是马方综合征患者。

马方综合征主要临床表现:

1. 特殊骨骼变化,即管状骨细长,尤以指、掌骨为著。骨皮质变薄、纤细,呈蜘蛛指样改变。

2. 先天性心血管异常。

3. 眼部症状。

4. 家族史。

马方综合征并发症:

1. 心血管　最可能并发主动脉特发性扩张、主动脉瓣狭窄,主动脉夹层动脉瘤和二尖瓣异常等。

2. 眼部病变　可并发晶体脱位或半脱位,高度近视、青光眼、视网膜剥离、虹膜炎等。

3. 神经系统病变　可并发蛛网膜下腔出血和颈内动脉瘤,癫痫大发作。此外,马方综合征病人还可发生脊柱裂、脊柱脊髓膨出、脊髓空洞症。

马方综合征目前尚无特殊治疗方法。

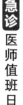

马方综合征一般治疗：①避免剧烈运动；②防治感染；③补足大量维生素 C。

马方综合征预后：

尽管病变发展速度个体差异很大，但总体看来预后险恶。据调查，有 1/3 的马方综合征患者死于 32 岁以前，2/3 死于 50 岁左右。死亡的主要原因绝大多数是心血管病变。最常见的是主动脉瘤破裂、心包填塞或主动脉瓣关闭不全和二尖瓣脱垂而致的心力衰竭或心肌缺血、严重的心律失常。

七十八

酒在抢救酒精中毒中的妙用

　　我国传统医学素有"以毒攻毒"的经验法则,在保证患者安全的前提下,可用适量的有毒药物来治疗诸如恶疮肿毒、疥癣、瘰疬瘿瘤、癌肿等病情较重、顽固难愈的疾病。我国最古老的医学著作《黄帝内经》中提到,治病要用"毒药",药没有"毒"性就治不了病。这种以毒攻毒的疗法,在现代医学中有时也可巧用。

　　一天,急诊病房里收住了一位消化道大出血的患者。患者长期大量酗酒,出现肝硬化,并导致了消化道血管破裂大出血,出现了感染性休克,病情非常危重。

　　酗酒为什么会引起消化道大出血?

　　长期过量饮酒造成肝脏损害,用医学专业的话来说是肝细胞在大量酒精的作用下,慢慢出现坏死,正常的肝组织结构逐渐被纤维组织(类似于皮肤瘢痕一样的组织)所替代,所以肝脏组织慢慢变硬,即为肝硬化。肝脏是人体的主要解毒器官,体内的毒物经过血液循环输送到肝脏,有毒物质在肝内经过各种化学反应毒性得以解除,另外正常人体腹部血管的血流经肝脏到右心室,当肝硬化时,这些血管出现狭窄,甚至发生阻塞,所以腹部及下腔静脉的血液只能另辟蹊径,通过胃等小的血管再流回到右心内,但这毕竟是一条小路,当情况严重时发生交通拥挤,血管内压力过高,最后血管破裂,出现大出血,肝硬化上消化道出血症状是肝硬化病情严重时才会出现的一种非常危险的并发症,给患者的身体带来了极大的损害,肝脏解毒功能失代偿后可出现中毒昏迷等一系列严重问题。

　　患者入院后,不住地呕血。我们一头在积极采取措施抢救休克,他一头异常烦躁,拼命挣扎吵闹,严重影响了我们的救治。要知道,出现休克的时候,患者最好绝对卧床休息。但他不行,长期酗酒、大出血、肝脏解毒功能损害,这

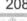

三个因素累加已经造成了患者脑功能的严重损害，出现了脑病或酒精性精神异常。

这个已经休克的患者力大无比，任凭四五个医务人员加上家人满头大汗地使出全身力气硬按着他的四肢、头部，还是没有办法稳住他不断挣扎、躁动的身体。这样的挣扎下，任何止血治疗都无济于事，鲜血不断地从他口中呕出来，一时间，枕头、被子、地上，甚至医务人员的身上到处都是血，这场景令旁人看了有些血腥恐怖。很快，这样的拉锯让医务人员和家人精疲力竭。无奈之下，护士拿来六条床单（对剧烈挣扎的患者，床单约束比一般的约束带可以减少对患者的损伤），四肢分别绑上一条床单，躯体上横着再绑上两条，再看看患者，五花大绑的模样仿佛进入了刑场，令人哭笑不得。

虽然被相对固定住了，患者依然不断地剧烈地抗争，声嘶力竭地吼叫，好不容易输进去了液体和血液，不久被他一阵剧烈的呕吐，功夫又全白费了。再重新输，又呕吐……，即使后来请来了神经内科和精神科医生会诊，用了一些抗精神异常的药，局面还是没有改善，他持续的剧烈的抗争致使所有止血措施毫无效果，他在这种毫无意识中不断地呕血、便血，不但病情依然危重，整个病房都被他闹得鸡犬不宁，所有医务人员及家属累得快趴下了。

怎么办？！这样拖下去，眼见着他的生命马上出现危险了。我突然问自己，这会不会是酒精戒断的缘故？也就是说，突然不喝酒了，像吸毒者突然不吸毒一样，会出现严重的精神异常。说实在的，酒精戒断综合征与酒精引起的精神异常二者有时是非常难区分的。但眼下别无他法，征得家属同意后，请他们去附近小商店买来了五毛钱一袋的料酒。

当盛着一点酒的小调羹送到患者嘴边时，令人啼笑皆非的一幕发生了，这位挣扎了几日的壮汉突然如同饥饿得不断哭吵的婴儿喝到母乳般，瞬间安静了下来，不断地伸着舌头舔着酒，一勺喝完，嘴巴张得老大老大，迫不及待地等着第二口。那表情，无比安静、无比满足、无比幸福。很快，他心满意足地睡去。

原来真的就是酒精戒断引起的精神异常啊！老兄啊，你咋不早吱一声呢？多大点事啊！早知道你一喝就能乖乖配合治疗，多少钱我都买给你喝了。

酒在此处虽可妙用，但还是要提醒大家，酒精戒断综合征与酒精引起的精神异常的区分还需谨慎。

七十九

上腹痛的疑团

腹痛在急诊科算是占"大头"了吧？作为急诊科医师,对腹痛的评估和判断是基本技能之一。然而这个基本技能要想掌握应用得得心应手,远没那么容易。众所周知,引起腹痛的病因众多、临床表现复杂。没有长期的磨炼和实践,还真不容易"驾驭"。下面是我们曾经在省级年会上分享过的一个病例,值得深思。

患者是一位安徽来宁波工作的务工人员,因为中上腹部疼痛来急诊。当时仅伴有轻度的恶心呕吐,各项体检、检验均无异常,常规使用了些解痉药物(腹痛往往由肠胃平滑肌痉挛引起),患者感觉稍有缓解,随即离院。次日又来,这回捂着肚子表情看起来有些痛苦了。值班医生一检查,上腹部有些轻微压痛。必然得先排除胰腺炎啊！不过诊断胰腺炎的特征性指标——血、尿淀粉酶都正常。又做了个上腹部 CT,还是正常。用了些解痉消炎等药物后,过了 2个小时,症状还是没有缓解,安排住院观察、治疗。

入院后系统检查,发现患者开始出现发热,血中白细胞也开始升高,触诊中上腹部压痛较前加重,再次复查血尿淀粉酶还是正常的。种种迹象提示腹腔内有感染,于是给予抗生素及解痉止痛等药物治疗,但症状一直没有好转。发病 48 小时后患者疼痛进一步加重,为了除外急性胰腺炎的可能,又复查了 CT,结果还是没有发现胰腺有肿胀、渗出及坏死(提示胰腺炎的表现)迹象。鉴于诊断不明,组织一次全院总会诊,经过反复讨论,最后也并没有得出明确的结论,大部分专家还是认为考虑"感染,脓毒血症可能",改用强有力的抗菌药物、禁食、补液及制酸等治疗。万万没有想到,几小时后,患者病情迅速恶化,出现血压低、多脏器功能障碍,虽经各种努力,在总会诊 8 小时后,患者死亡。

患者的死亡,除了引起家属强烈的质疑,也同时带来了一个巨大的谜团。这两三天时间里,患者的身体究竟因何缘由莫名其妙地走向衰竭、死亡？反复沟通后,家属同意做尸体解剖。

这半个月的等待几乎度日如年,一方面承受着巨大的压力,一方面也迫切想要解开谜团,几乎到了寝食难安的地步。

2 周后我还未等到正式尸检报告,就悄悄托人去打听结果。传来的消息令人大吃一惊,居然是我们一直以为确定被排除的急性坏死性胰腺炎!再回顾患者发病后的种种表现,愈发无法理解:①为何患者的胰腺炎的特征性指标不高? ②为何 2 次上腹部 CT 明确无异常,根本未发现坏死性胰腺炎的特征性表现。

再来复习下"急性胰腺炎"。

急性胰腺炎是多种病因导致胰酶在胰腺内被激活后引起胰腺组织自身消化、水肿、出血甚至坏死的炎症反应,换句通俗的话来说,人的胰腺主要功能之一是分泌胰酶,后者主要作用是把各种食物消化成可用于肠子吸入的小分子氨基酸、脂肪酸或葡萄糖,当人进食后会通过胰管把胰酶分泌到十二指肠中,帮助消化食入的蛋白质等,正常情况不会消化自身的组织,但当胰腺有疾病时,因胰液排出受阻,胰酶就会消化胰腺自身组织,会造成严重后果。

急性胰腺的典型表现有急性上腹痛、恶心、呕吐、发热和血胰酶增高等。病变程度轻重不等,轻者仅仅是轻度胰腺水肿,预后良好,重者造成胰腺出血坏死,常继发感染、腹膜炎和休克等,病死率很高,又称为重症急性胰腺炎。

重点来了! 中上腹急性腹痛、血化验胰腺淀粉酶高及 CT 改变是诊断急性胰腺炎的三大要素。

那么,怎样来解释这例病历中我们当时无法理解的两个疑问呢?

1. 为何患者的胰腺炎的特征性指标不高? 哪些情况会出现胰腺炎患者但淀粉酶不高的情况?

急性胰腺炎时,因胰液排出受阻,胰淀粉酶被吸收入血,造成血清淀粉酶升高,这是诊断急性胰腺炎的重要依据。急性胰腺炎时如果出现血清淀粉酶不升高,应考虑下列问题:

(1)测定的时间:一般血清淀粉酶多在发病后 3~12 小时才开始升高,24 小时内达高峰,2~5 天后恢复正常。

(2)胰腺病变的程度:急性胰腺炎时血清淀粉酶的升高与胰腺病变严重程度不一定成正比关系。在严重坏死型胰腺炎时,胰腺除高度水肿、充血外,尚有组织坏死,轻者坏死灶散在分布于胰腺各部,重者整个胰腺组织坏死,由于胰腺组织的严重破坏,淀粉酶的生成就大为减少,测定血清淀粉酶反而不升高。

2. 为何两次上腹部 CT 明确无异常,根本未发现坏死性胰腺炎的特征性表现?

我们两次检查 CT 都是正常的,全院会诊时也没有发现异常,这又如何解释呢? 还是看一下急诊胰腺炎诊疗指南中的这段话:急诊胰腺炎较重者应在 48~72 小时复查 CT,以除外急性坏死性胰腺炎可能,同时也是观察病情发展的需要。本例中患者于 48 小时复查了 CT 没有发现相应表现,唯一的解释就是在 48 小时,患者的胰腺还没有出现坏死性改变。在临床实践中,有的患者甚至到了 72 小时左右才有胰腺坏死的相应 CT 表现。打个最简单的比方,一个被压伤过的西瓜,最初从表面看起来完好无损,几天后突然崩塌式腐烂。有生活经验的人都知道,是西瓜皮的保护导致当时的内伤没有一下子在表面显现出来,却在里头无可遏制地扩散。胰腺炎也一样,典型表现显现出来是需要一定时间的,而这个时间也有早有晚。本例的患者在发病后 50 几个小时左右死亡,如果我们当时计划按照教科书于 72 小时左右复查 CT,后果如何? 还有申辩的余地吗?

本例是个比较特殊但又有重要意义的病例,诊断急性胰腺炎的三大主要要素中,仅有一个是确定存在的相对主观的要素,即腹痛,持续性中上腹疼痛。2008 年我国急性胰腺炎指南上写道:即使淀粉酶不高也没有相应的 CT 改变,只要有持续性中上腹疼痛的病人也有考虑急性胰腺炎的可能!

最后提醒

1. 对中上腹疼痛的患者,如果血尿淀粉酶不高,CT 正常的病人在其他疾病不支持的情况下,一定要考虑急性胰腺炎的可能。

2. 对怀疑有急性胰腺炎但在第一次 CT 检查没有异常的病人,最好在 48 小时复查上腹部 CT。

做医生,最复杂的心情就是:一个病例让你记了一辈子。

蟹肉美味无比,可不能这样"贪吃"喔

大家看到这标题会感到奇怪,吃蟹与我们急诊有什么关系,这是一个不可思议的病例。

那是一位帅小伙,在吃夜宵时,不知道是因为实在太饿了,还是吃得太慌张了,想把梭子蟹脚中的肉吸出,可能是用力太猛,结果把整个蟹脚"吃"入气管内(图80-1,是取出的实物照),这下麻烦大了,病人立即出现剧烈咳嗽,气急,有濒临死亡的感觉。随着咳嗽越来越剧,鲜血不断地从气管内咯出,满口是鲜血,餐桌上、地上到处都是,这下吓坏了同事和周围朋友,匆忙中叫了辆出租车直接送来急诊室,接诊医生一见这副模样,也感到很恐慌,情急之下简单问了一下病史,一边劝病人和陪人不要慌,同时打电话汇报医院总值班,需要做急诊纤维支气管镜,通知相关人员尽快来医院。

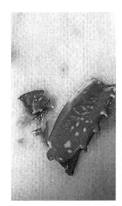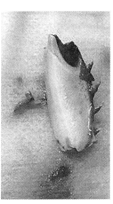

图80-1 从气管中取出的蟹脚

半夜里,我手机响了(急诊医师最怕半夜电话声),很可能又有什么重要事件,接听电话后,才知道情况可能很危急,我一点都不敢怠慢,衣服都没穿好就冲到马路上,匆匆拦了一辆小车往医院赶。赶到医院时,病人已被送到气管镜室了,气管镜室的工作人员也从家里赶到了,一进入气管镜室,就看见鲜血不断从病人的口腔中咯出,病人非常痛苦,检查台及地上到处是鲜血,患者的朋友介绍了事情的发生经过,估计是蟹脚吸到气管内了;只有迅速取出气管内的蟹脚，病人才能转危为安。

做气管镜前一般需要先麻醉，但这种情况用常规的麻醉方法根本没有办法做（做纤维支气管检查通常是用吸入麻药的方法对气管黏膜起到局部麻醉作用，病人需吸麻药 10~20 分钟），退一步讲，病人情况还好，对这样大量咯血的病例，也不允许用局部吸入麻醉，因为这样会造成病人的血咯不出，导致窒息死亡。如改用全麻，则病人没有咳嗽能力，风险会更大，说不定等麻醉刚起效，病人就可能会出现意外。时间不等人，不允许我们再有任何犹豫。在这种状况下，临时做出一个大胆的决定：不用麻醉，直接取异物！大家可以想象，往常即使用了麻药后做气管镜，还有很多病人感到非常难受，何况是这样一位病人！

时间就是生命，说干就干。一边安慰病人，一边扶着病人躺到手术台上，为了防止窒息，没有办法按常规体位进行操作（常规需平卧位进行），只能像做胃镜检查一样，侧卧位进行操作，这对做纤维支气管镜是非常困难的。何况如果操作一不小心，病人有可能血咯不出，直接造成窒息，随时可能死在检查台上，怎么办？难道只能看着病人痛苦地不断咯血，直到血液流干或出血越来越大、窒息死亡？在风险和责任面前，医生的职责要求我们必须冲锋、哪怕是付出多大的代价也必须努力。事已至此，只求"希波克拉底"保佑我！（笔者注：希波克拉底是古希腊医生，被誉为西方"医学之父"）

在没有麻醉的情况下，纤维支气管镜在慢慢地非常小心地插入鼻腔，在一寸一寸地向前推进，慢慢看见声带了，当看见声门时，鲜血还在不断地从声门口流出；一边看着鲜血，一边把镜子轻稳地插入气管，刚进入气管，镜下只见鲜红一片，根本看不清气管内情况，只有小心地把气管内血尽量吸干净。慢慢地视野稍稍清晰了一点，果然气管内真是一个大的蟹脚，让我震惊的是，蟹脚边上的两排尖锐刺是朝上的，且刺紧紧地卡在气管壁组织中，打个比方，好像鱼钩上的倒刺，紧紧把鱼的嘴牢牢扎住，患者的气管壁内膜，也被两排蟹脚边上的刺扎得鲜血直流；此刻，唯一抢救这个病人的办法是迅速取出蟹脚。不救随时出现危险，救或许还有一丝希望，只能横下一条心，采取"霹雳"手段，用钳子紧紧抓住蟹脚，狠心地直接往外拉，蟹脚是取出了，病人的气管壁被蟹脚划得满目创伤，血出得更可怕了，一边大声告诉病人用力咯血，以防阻塞气管造成意外，同时快速输入止血药物，时间在一秒一秒过去，大概经过这"漫长"的20 多分钟，病人咯血量逐渐减少了，大家终于长长吁了一口气，抢救最后成功了，病人自己看到取出的蟹脚，在庆幸自己幸运的同时，只有无奈地摇了摇头，在场的医务人员露出了笑容，这种喜悦唯有经历过"风雨"的医务人员才能享受和体会得到。事后想想，整个操作的过程也是十分"暴力"（图 80-1）。

帅哥们，蟹脚的美味人人知道，下次吃时能不能悠着点，不要这样吓我们，行吗？

跋

那些年那些人那些事
——急诊医师值班日志读后感

　　这是一本急诊医师的值班日志,没有过滤和裁剪,以生活的原色和质朴的语言来激起读者心底的涟漪。最大的特点是言之有物:有事件;有冲突;有逻辑;有人情。这些物对读者来讲是熟悉的,也许曾经发生在你我他中间,也许那病人就是自己的亲人朋友同事同学邻居……于是读着读着就有了这样的感受:对病人来说,医生是什么,是佛祖、是上帝,他必须用遇事能断的大智大勇去化解病人的危机,像对待千年的文物一样抢救每一条生命,因为这文物损坏一件就会少一件,再也没有一模一样的复制品。于是,医生在那一刻的决断就有了一句顶一万句的分量。

　　同时这又不仅是一本值班日志,也是一位医师的心路历程。几十年从医生涯中的喜悦、遗憾、迷茫、思考以致不满,跃然纸上。喜悦就不用说了,但因为结局并非都是人长久,共婵娟。于是在读者面前的医师:当明知不可为而为之,便悲壮;当面对死亡无能为力,便凄凉;当看多了苦痛,便更冷静,也多了几分冷漠,所以医师就不要希图理解,这世上不被理解的多,被理解的少。大地不理解飞雪,才有了红装素裹,分外妖娆;叶儿不理解花朵,才有姹紫嫣红都开遍。太理解反倒少了许多色彩,这世界就单调了。

　　一本值班日志,也是作者的自传,是用一生的经历写成。潮起潮落年年岁岁,日升月隐岁岁年年,从医学院的学生到职业生涯中的最后一次夜班,飘荡的白衣裹去了作者的青年时代和中年时代,活着活着已是老之将至。当你不再是翩翩少年,当你的眼睛像聚焦不灵的望远镜,当你的双腿不再有年轻时的轻盈,但是你留下了一部长篇小说。算一算,一位医师几十年写下的病历和处方,也有几十万字吧,所以,这是一部自传体的长篇小说,因为你处理的每一位病人,写下的每一份病历都与你有关。今后,当你手捧这本日志,便会忆起那些年那些人那些事,你会发现对职业的情感如同滔滔东逝水,抽刀而不断。为书中吸氧的女医生而写:在古希腊神话中有一个金苹果,上面刻着,送给最美的女人。吸氧的女医生应拾起这个金苹果。

叶力犁

2016.8.15

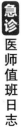

57检